患者指導が劇的に変わる！

糖尿病 腎臓病 透析 患者の
やる気を引き出すコーチング

Office SAKAI代表／斉藤内科クリニック管理栄養士
坂井敦子 著

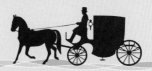

MC メディカ出版

はじめに

　「この人は、知識も理解力もあるのに、なぜ行動変容に結びつかないのだろう？」はじめて就職した大学病院から腎・糖尿病・循環器専門病院へ移り、患者教育を中心とした仕事をするようになって数年経ったころから、私は次第に、こちらの期待とは裏腹に教育効果が上がらない患者さんがいることに、ジレンマを覚えるようになっていきました。

　そして、心理学や健康行動理論、行動療法など、教育効果を上げるために有用と思われる学問を独学で学びました。しかし、心に響くものがなく、うまく実際の栄養指導に取り入れることができませんでした。そのようなとき、ある雑誌で「コーチング」と出会いました。それは、のちに私の恩師となる柳澤厚生先生（SPIC Salon Medical Clinic 総院長）と鱸伸子先生（有限会社オフィスセレンディピティー 代表取締役）共著のコーチングの連載でした。

　「行動を変えないのには、変えない理由がある」「答えは相手のなかにある」「相手のなかにある答えを引き出してあげる」このコーチングの考えに共感し、連載を読み進めるうちに、いつしかきちんと学びたいと思うようになっていきました。地方でのコーチングセミナーだけでは飽き足らず、系統立てて学びたいと考え、意を決して柳澤先生が東京で主催するウエルネス・コーチ養成塾の門を叩きました。土日2日間の研修を合計9回受けるために、1年半、当時住んでいた徳島から東京へ通いました。コーチングと出会って3年の月日が経過していました。しかし、コーチングを学んだからといって、すぐに実際の患者教育の効果が上がるわけではありません。「意識して環境を整える」「意識して相手の話を聴く」「意識して質問をする」など、学んだことを実際の現場で一つひとつ意識しながら用い、スキルを自分のものにしていきました。ここに「コーチングは"意識したコミュニケーション"である」といわれるゆえんであることが、おわかりいただけるのではないかと思います。

　本書の漫画で取り上げた患者さんは、すべて私が実際の栄養指導を通してかかわってきた患者さんばかりです。コーチングを学ぶまで、「聞き分けがない」「コンプライアンスが悪い」「服薬アドヒアランスが悪い」などと捉えてき

た、困った患者さんたちです。みなさんの周りにも似たような患者さんがいるのではないでしょうか。本書が、コーチングを学ぶ以前の私と同じように、このような困った患者さんの教育に悩む医療スタッフの一助になれば幸いです。コーチングの使い始めは、スキルを用いることが難しいと感じるかもしれませんが、一度にすべてのスキルを使いこなそうとするのではなく、日々の患者教育を行う際に1つのスキルに絞って用い、違和感なく自然にできるようになるまで、あきらめずに何度もチャレンジしてください。そして、かならず自身で振り返りを行い、「次回はこういうふうにしてみよう」と考えることで、スキルアップにつながります。みなさんが着実にスキルアップできるように、本書は身につけてもらいたいスキル順に構成しています。

　また、コーチングのスキルを習得することにより、本書でも述べているようにセルフコーチングができるようになります。私自身も、このセルフコーチングにずいぶん助けられ、昔の自分からは考えられないほど、たいへんプラス思考になり、精神的にタフな人間になりました。患者さんにコーチングスキルを用いるためには、スキルを用いるあなた自身の考え方やものの見方（人間観）がとても大切になります。本書によって、あなた自身も癒やされ、明るい未来に向かって進める人間になれるよう願っています。前向きなあなたを見て、患者さんは勇気づけられることでしょう。

　末筆ながら、私を一人前の医療人としてここまで成長させてくださったすべての方々にこの場をお借りして厚く御礼申し上げます。

　また、私的な事情でいったんは医療分野を離れる覚悟をした私を、さまざまな執筆依頼を通じていつもあたたかく見守ってくれた『ニュートリションケア』編集室の西川雅子さん、そして3年以上の長きにわたり本書のもとである連載をサポートしてくれた元・『糖尿病ケア』編集室の酒井千裕さんをはじめ、株式会社メディカ出版のみなさまに心より感謝申し上げます。筆舌に尽くしがたいほど、多くのみなさまのあたたかい励ましとサポートのおかげをもちまして、ここに念願の本書を出版できることを深謝致します。

2018年4月

　　　　　　　　　　　　　　　　　　　　　　　　　　　坂井敦子

Contents

はじめに 3

第1章 患者さんの心をつかむコーチングの基本

1 日本の医療現場のコミュニケーションはどうあるべきか？ 10

2 双方向型のコミュニケーションとは 15

3 医療スタッフのあり方①　コーチングマインドをもつ 19

4 医療スタッフのあり方②　気持ちをリセットする 23

5 話しやすい環境をつくる①　コーチングにおける環境とは 27

6 話しやすい環境をつくる②　相手との距離と目線の高さ 32

7 信頼関係を築く 36

8 場の緊張感を和らげる 41

第2章 話の聴き方・伝え方

1 話を聴く①　傾聴の効果と効果的な傾聴 46

2 話を聴く②　傾聴スキル 50

3 話を聴く③　積極的傾聴スキル 54

4 話を聴く④　沈黙と向き合う 58

5 Ｄ言葉は傾聴を妨げる 62

6 相手を承認する①　存在を認める 66

7 相手を承認する②　褒める 70

8 相手を承認する③　気持ちや事実を伝える・叱る・任せる ……… 73

9 承認の伝え方：You、I、We メッセージ ……… 78

10 4 つのコミュニケーションタイプ ……… 82

11 コミュニケーションタイプ①　コントローラー……… 86

12 コミュニケーションタイプ②　プロモーター ……… 91

13 コミュニケーションタイプ③　サポーター ……… 96

14 コミュニケーションタイプ④　アナライザー ……… 101

15 効果的に提案するにはコツがある①　指導と提案の違い……… 106

16 効果的に提案するにはコツがある②　5 つの提案ポイント ……… 110

第3章 **効果的な質問**

1 質問が考えるきっかけになる ……… 116

2 質問の種類①　拡大質問と限定質問 ……… 120

3 質問の種類②　過去質問と未来質問 ……… 125

4 質問の種類③　否定質問と肯定質問 ……… 129

5 限定・否定・過去質問 vs 拡大・肯定・未来質問 ……… 133

6 質問と詰問の違い ……… 137

7 質問スキルを高める ……… 141

第4章 GROW モデルと STAR コンセプト

1. GROW モデルとは ……………………………………………… 148
2. 目標「Goal」をあきらかにする …………………………… 152
3. 現状「Reality」を把握する ………………………………… 157
4. 資源「Resource」を発見する ……………………………… 161
5. 選択肢や方法「Options」を考える ……………………… 166
6. 目標達成の意志、決心「Will」を確認する ……………… 170
7. 思い込みを解消する ………………………………………… 174
8. STAR コンセプト：行動を評価する ……………………… 179
9. グループコーチング ………………………………………… 184
10. セルフコーチング …………………………………………… 189
11. 視点を変える：リフレーミング …………………………… 194
12. 比喩を使う …………………………………………………… 199
13. フィードバック：ジョハリの窓 …………………………… 203
14. 効果的なフィードバックの伝え方 ………………………… 208

第5章 院内勉強会でも使える！ コーチングが身につくわくわくワーク

ワークの使い方 ……………………………………………… 214

ワーク **1** 環境設定の大切さを学ぶ ……………………… 215

ワーク **2** 個々の価値観の違いについて学ぶ ……………… 217

ワーク **3** コミュニケーションのくせを認識する ………… 219

コラム こんなときどうする？お悩み解決 Q & A

Q1 指導に無関心な患者さんには、
どのように指導すればよいでしょうか？ ……………… 14

Q2 患者さんが問いかけに対して正直に話してくれず、
困っています。………………………………………… 95

Q3 指導側からの一方的な提案になってしまいがちなのですが、
どうしたらよいでしょうか？ ………………………… 100

Q4 指導時の最初の言葉がけはどうしたらよいですか？ ………… 114

Q5 患者さん側との温度差、熱心さの違いが感じられます。……… 146

Q6 ていねいな指導を心がけると、
時間が 40 ～ 50 分くらいかかってしまいます。
30 分以内に収めるにはどうしたらよいでしょうか？ ……… 165

Q7 2 回目の栄養指導に来ない患者さんがいます。
次回につながるコミュニケーションが知りたいです。……… 202

索引 ……………………………………………………… 221

著者紹介 ………………………………………………… 223

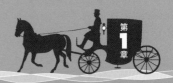

第1章 患者さんの心をつかむコーチングの基本

1 日本の医療現場のコミュニケーションはどうあるべきか？

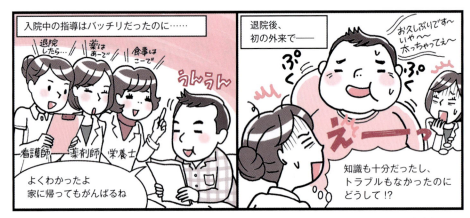

　入院中に生活・食事・服薬の指導を受けた糖尿病患者Aさん。しかし、退院後初の外来受診で血糖上昇、体重増加が認められました。退院時、あんなに「がんばるね」と言っていたのに……。若くて理解力も知識量も十分あり、入院中のトラブルもまったくなかった患者さんだっただけに、糖尿病治療チーム全員ががっくりと肩を落としました。何が原因だったのでしょうか？

コーチングとは

人と人が考えや感情、態度、行動などをお互いに伝達し合うことを「コミュニケーション」といいます。医療現場においては、医療行為のほとんどがコミュニケーションの上に成り立っているといっても過言ではありません。

たとえば、診察時の医師と患者さん（家族を含む）のあいだにおいては、問診や検査、また、その結果に基づいた診断や治療方針の説明など、絶えずコミュニケーションを交わす場が存在します。同様に、医療スタッフと患者さんとのあいだにおいても、生活・食事・服薬指導、リハビリテーションなど、互いにコミュニケーションを交わしながら、それぞれの専門スキルを活かした医療行為が行われます。また、職場のスタッフ同士や家族、友人などのあいだにもコミュニケーションが存在します。

しかし、自分自身のコミュニケーションが、コミュニケーションをとる相手にとって心地よいものであるかどうか、みなさんは考えたことがあるでしょうか？ みなさんのなかには、「相手の何気ない一言で傷ついた！」という経験をもつ人もいるのではないでしょうか？ ということは、裏を返すと「自分自身の何気ない一言で相手を傷つけている可能性もある」ということを認識しておかなければなりません。

「人と過去は変えられない」といわれます。しかし、自分自身のコミュニケーションにコーチングを意識して取り入れることによって、相手の意識やモチベーションが高まり、行動を変容させることができます。「**意識したコミュニケーション**」といわれる「コーチング」には、このような力があるのです。半信半疑の人もいるかとは思いますが、ぜひ、みなさんもこの本で紹介するコーチングスキルを活用し、コーチングの力を体感してみてください。

コーチングの起源

コーチングの「**コーチ**」という言葉は、1500年代に登場したもので、そ

第**1**章

患者さんの心をつかむコーチングの基本

1 日本の医療現場のコミュニケーションはどうあるべきか？

の語源は「**馬車（coach）**」に由来します。そこには「**大切な人をその人の望むところに送り届ける**」という意味があります。その後、英国のオックスフォード大学で学生を教育する個人教師の呼び名となり、19世紀末、英国でボートの指導者を「コーチ」と呼ぶようになったことから、次第にスポーツ競技の指導者を「コーチ」と呼ぶようになりました。

　1980年代に入り、米国のビジネス界では経営者につくコーチが生まれました。1990年代、コーチ育成機関の誕生によって米国に爆発的なコーチングブームが起こりました。1990年代後半にようやく日本のビジネス界にもコーチングが導入されるようになり、1999年に日本コーチ協会が職能団体として設立され、2000年にNPOとして認証されました。コーチングは、海外では医療分野にまで進出しており、糖尿病[1]、脂質異常症[2,3]、うつ病[4]、がん性疼痛[5]などの臨床研究においてその有用性が報告されています。

今なぜ日本の医療現場にコーチングが必要なのか

　このようにコーチングが医療分野に広がってきているのはどうしてでしょうか？ それは従来の「ティーチング」や「コンサルティング」といった知識を一方的に与える、つまり指示命令する一方通行型のコミュニケーションだけでは、うまくいかないケースが増えてきているからです。みなさんのなかにも「知識量≠行動力」ということを身をもって体感している人が多いのではないでしょうか？ つまり「人の行動は、知識や対応策を与えるだけでは変わらない場合が多い」ということです。

　そこで、患者さんがもっている知識をみずから上手に使いこなしていけるように導くコミュニケーションスキルの必要性が高まってきました。コーチングには、「**相手の自発的な行動を促す**」という側面があります。これが、**双方向型のコミュニケーション**であるコーチングが医療現場で注目されるようになってきた理由です。

コーチングでは、「**すべての答えは、相手がもっている**」ことを前提としています。つまり、コーチングを用いる医療スタッフの役目は、**患者さん自身がもっている答えを引き出す**コミュニケーションを意識して用いることなのです。

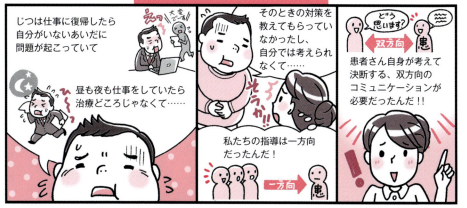

　Aさんは指導内容を頭では理解していましたが、職場復帰してみると、思わぬ事態が次々と起こったそうです。
　医療スタッフから一方的に指導するばかりで、患者さん自身が考えない教育方法では効果がないことに、医療スタッフも気がつきました。自分で考えて決断し、行動できるように促す「自律性」や、「学習力」を身につけてもらえる側面をもったコーチングを取り入れた患者教育が必要であると認識しました。

おさらいワンポイント

- 相手の意識やモチベーションを高め、自発的な行動変容を促すためには、意識した双方向型のコミュニケーションである「コーチング」を用いることが必要である。

引用・参考文献

1) Sacco, WP. et al. A brief, regular, proactive telephone "coaching" intervention for diabetes : rationale, description, and preliminary results. J. Diabetes Complications. 18 (2), 2004, 113-8.
2) Vale, MJ. et al. Coaching patients with coronary heart disease to achieve the target cholesterol : a method to bridge the gap between evidence? based medicine and the "real world" --randomized controlled trial. J. Clin. Epidemiol. 55 (3), 2002, 245-52.
3) Vale, MJ. et al. Coaching patients on achieving cardiovascular health(COACH) : A multicenter randomized trial in patients with coronary heart disease. Arch. Intern. Med. 163 (22), 2003, 2775-83.
4) Lynch, TR. et al. Dialectical behavior therapy for depressed older adults : a randomized pilot study. Am. J. Geriatr. Psychiatry. 11 (1), 2003, 33-45.
5) Oliver, JW. et al. Individualized patient education and coaching to improve pain control among cancer outpatients. J. Clin. Oncol. 19 (8), 2001, 2206-12.

こんなときどうする？お悩み解決 Q&A

Q1 指導に無関心な患者さんには、どのように指導すればよいでしょうか？

A 指導に無関心な患者さんの場合は、指導するよりも、とにかく気持ちや考えを聴くことが大切です。コーチングでは、このような患者さんを「行動を起こさない理由がある人」と捉えます。価値観のものさしを患者さんに合わせ、「今、一番大切に思っていることは何ですか？」といった質問を投げかけることで、患者さんの思いを聴くことができるでしょう。まずは、そこから解決の糸口を探っていきましょう。もし、うまく気持ちを聴き出せない場合は、信頼関係の構築がなされていない可能性も高く、環境設定とともに見直しをしていく必要があります。また、「今日はあなたの話を否定せずに時間の限り聴きますよ」という姿勢を見せることで、すこしずつ胸のうちを語ってくれるかもしれません。辛抱強く、傾聴と承認のスキルを使って話を聴きましょう。

2

双方向型の
コミュニケーションとは

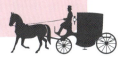

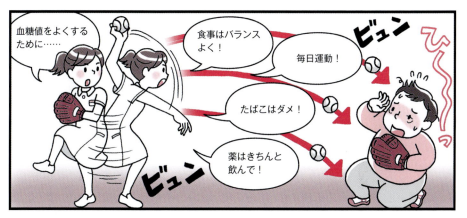

　血糖値をよくするために「あれはダメ」「これはよい」というだけの言葉のボールを矢継ぎ早に患者さんに投げかける医療スタッフ。糖尿病患者であるAさんは、たくさんの言葉のボールをキャッチできず、何も言えず、次第に小さくなってしまいます。
　これは一方通行型のコミュニケーションです。それでは、どうすれば双方向型のコミュニケーションが図ることができるでしょうか？

双方向型のコミュニケーション

　第1章-1（p.10）で「コーチングとは、双方向型のコミュニケーションである」とお話ししました。それでは「双方向型のコミュニケーション」とは、一体どのようなものなのでしょうか。

コミュニケーションはキャッチボール

　コミュニケーションは、よくキャッチボールにたとえられます。これは、みなさん自身が発する「言葉」を、キャッチボールに使用する「ボール」に置き換えて考えてみるということです。キャッチボールの暗黙のルールは、「意識して相手が受け止めやすいボールを1つ投げる」ということです。また、キャッチボールをする人とは、「遠すぎず、近すぎない適度な距離を意識してとる」ことが大切になります。

　もしこの2つのルールを破ってキャッチボールをすると、どうなるでしょうか？ たとえば、同時に数個のボールを投げたり、違う方向へボールを投げたり、ボールが届かないような遠すぎる距離をとってしまうと、当然、相手はボールを受け止められません。そして、ボールを投げた人にボールは戻らず、キャッチボールは成り立たなくなってしまいます。これは、コミュニケーションでいうと、一度に数個の指示を出したり、理解しにくい難しい専門用語を使ったり、遠すぎる場所から声をかけたりすることにあたります。

　私たち医療スタッフが目指すコミュニケーションとは、何でしょうか？ 当然のことながら、「相手とキャッチボールが成り立つ状態をつくりたい」というのがみなさんの切なる思いではないでしょうか。**相手に言葉を投げかけると、つねに相手から言葉が戻ってくる状態**、この状態こそが「双方向型のコミュニケーション」なのです。つまり、双方向型のコミュニケーションを成り立たせるためには、キャッチボールの暗黙のルールを守ることが大切にな

ってくるのです。

コーチングとカウンセリングの違い

双方向型のコミュニケーションの代表として、「コーチング」と「カウンセリング」があげられます。この２つは、どちらも「**傾聴スキル**」を用いる点で類似しています。しかし、コーチングの対象者は自己の価値観を認識でき、うつ病などの精神疾患、記憶障害などの認知機能障害がない人です。精神疾患がある人は、おもにカウンセリングの対象となります。また、カウンセリングは「過去」に焦点を当てて現在の問題を解決するのに対し、コーチングは「未来」に焦点を当てて目標達成を目指すという点において異なっています。

たとえば、上司とうまくいかずに人間関係で悩んでいる人がいるとします。カウンセリングの場合は、「なぜ上司とうまくいかないのか？」という自分の問題の原因探しから始まります。そうすると、「上司の言い方が気に入らない」「ほかの部下をえこひいきする」など、感情的な面が出てきます。この場合は、自分の感情を話して精神的な健康を保つという治療が行われます。

一方、コーチングの場合は、カウンセリングのような過去の問題の原因探しよりも、むしろ未来に向かって「今後どのようにすれば上司とうまくやれるのか？」という解決方法に着目します。「上司が、あなたにだけそのように言う理由はなぜですか？」「上司は、あなたが上司との人間関係で悩んでいることを知っていますか？」というような、客観的に自分を見つめる質問を投げかけます。その質問によって「自分に期待してくれているから、そう言うのかもしれない」「自分の悩みを上司に話していなかったな」と、自分を見つめ直すことができ、自分の理想とする姿に向かって行動するようになっていくのです。

このことから、カウンセリングは「**過去探求型**」、コーチングは「**未来志向型**」と呼ばれています。カウンセリングにもコーチングにも、長所と短所があるので、その人に合った方法を見つけていく必要があります。

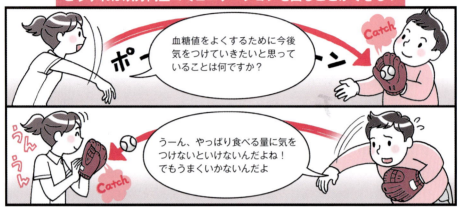

意識して言葉を投げかけ、それを受け止めて返してもらうことで、患者さんのさまざまな悩みや気持ちを知ることができます。それが双方向型コミュニケーションです。

おさらいワンポイント

- 双方向型のコミュニケーションとは、「言葉」というボールを相手に投げ、そのボールを受け止めてもらい投げ返してもらうことをくり返す、いわばキャッチボールのようなものである。
- 双方向型コミュニケーションの代表であるコーチングとは、「未来志向型」のコミュニケーションスキルである。

3
医療スタッフのあり方①
コーチングマインドをもつ

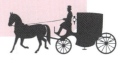

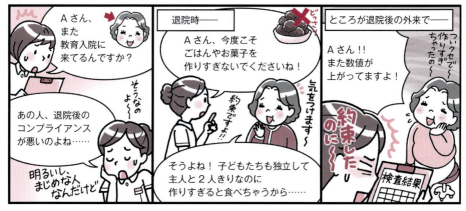

　自宅に帰ると血糖管理と体重管理が悪くなる糖尿病患者Aさんは、医療スタッフのなかで「コンプライアンスの悪い患者さん」として有名です。悪くなるたびに何度も入院をしています。入院中は、同室の患者さんとトラブルを起こすこともなく、明るい性格で、いつもまじめに教育プログラムをこなします。
　今回の入院では、「ごはんやお菓子を作りすぎない」ことを約束して退院となりましたが、やはり徐々に数値が上がってきています。そんなAさんを見て、「やっぱりコンプライアンスが悪いから仕方ないよね」と医療スタッフのあいだにもあきらめムードが漂います。

コーチングマインドの重要性

　コーチングを用いる際、かならず意識して心に留めておかなければいけないことがあります。それは、以下の3点です。

　①答えはクライアント自身がもっている。

　②クライアントの力を100%信じる。

　③コーチとクライアントは対等な関係である。

　これは「コーチングマインド」と呼ばれ、コーチングスキルを身につける以前に備えておかなければいけない大切なことです。「コーチングを用いる人自身にコーチングマインドが備わっていなければ、どのようなスキルも機能しない」とさえいわれています。医療現場における「コーチ」とは、コーチングを用いるあなた自身を指し、「クライアント」とは、患者さんはもちろんのこと、あなたが考えや能力を引き出したいと思っている同僚や部下なども対象になります。コーチングには、コーチ自身の考え方や生き方が反映されやすいものですが、コーチには「相手の鏡になったつもりで、特定の考えに縛られずにコーチングをする」ことが求められます。

コンプライアンスとは何か

　医療スタッフのあいだでは、患者さんの食事、服薬、運動療法などに対する順守度を「コンプライアンス」という言葉で表現する場合が多いように思います。このコンプライアンスの考えの根本は、「治療方法の答えは医療スタッフがもっており、師弟関係にある患者さんの役目は、医療スタッフから指示された方法を守る」ということです。これは、前述のコーチングマインドとは、真逆の考えです。

　医療スタッフは長いあいだ、コンプライアンスという考えに基づいて患者さんを見てきているため、コーチングマインドの考えはなかなか受け入れにくいかもしれません。しかし、筆者自身は、このマインドを学んだときに「何

かを患者さんに伝え、教えなければいけない」という指導の重圧から解放され、気持ちがとても楽になりました。コーチングにおいて「指導」という言葉は指示命令であり、「一方通行型のコミュニケーション」にあたります。患者さんを『できる可能性がある人』と捉え、さまざまなコーチングスキルを意識して用い、「**患者さんの中にある答えを引き出す**」、これからの医療スタッフには、そのようなマインドとスキルを身につけてほしいと思います。

レッテルを貼らない指導

　それでは、今まで「コンプライアンスが悪い」というレッテルを貼っていた患者さんには、今後どのように対処していけばよいのでしょうか？ 基本的な指導をくり返し行うだけでは、行動変容を起こすのが不可能であることは、みなさんもおわかりのことと思います。同じ指導内容に嫌気がさし、受診を敬遠してしまう患者さんもいることでしょう。また、私たちが心の中で思っていることは、言動や表情、声のトーンなど非言語メッセージに自然と表れます。患者さんは非言語メッセージから私たちの気持ちを感じ取り、それが病院から足が遠のく原因になっている可能性も否定できません。

　厚生労働省が実施した平成23年国民健康・栄養調査より「糖尿病を指摘された人のうち10.7％の人が、治療を中断している」という結果が得られました。しかし、私たち医療スタッフの対処法が変わるだけで、このような患者さんを一人でも減らすことができるかもしれません。コーチングでは、「コンプライアンスが悪い」といわれている患者さんを「実行できない理由がある人」と位置づけます。先ほど述べた「3つのコーチングマインド」に加え、私たちは、さらに以下の2つのことを心に留めながら患者さんに向き合うことによって、患者さん自身も気づいていない「真の実行できない理由」を知ることができるようになるでしょう。

　①**レッテルを貼らず、先入観のない白紙の心で患者さんと向き合う。**
　②**患者さん個々の価値観を大切にし、本人が望むものを提供する。**

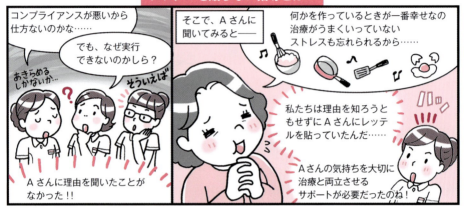

　Aさんの「実行できない理由」を知っている医療スタッフは、一人もいませんでした。レッテルを貼って見ていたため、Aさんの本当の気持ちに耳を傾けていないことに気がつきました。

　そこで「ついつい多く作りすぎてしまう理由」について尋ねたところ、「何かを作っているときが一番幸せなの。治療がうまくいっていないストレスも忘れられるから……」という言葉が返ってきました。自分たち医療スタッフの言動もAさんのストレスの元になっていたかもしれません。医療スタッフは、「Aさんが幸せだと感じている時間を大切に、治療と両立していけるようサポートしなければいけないな」と反省しました。

おさらい ワンポイント

- 医療スタッフは、コーチングマインドを意識して心に留め、「つねに患者さんの力を信じ、その人の価値観を大切にしながら、対等な関係でその人自身の中にある答えを一緒に探す」気持ちをもつことが大切である。

4

医療スタッフのあり方②
気持ちをリセットする

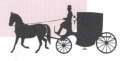

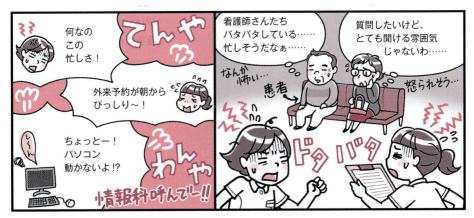

　今日の糖尿病外来は朝から予約がびっしりです！ 医療スタッフたちも朝からフル回転！ それなのに今日はパソコンの動きがよくない……。情報科も必死で対応してくれていますが、仕事がまったくはかどりません。
　外来受診の患者さんたちは、医療スタッフたちの表情や歩き方、しゃべり方から「今日はいつも以上に大変そうだ」と感じとります。「今日は聞きたいことがあったのだけどな……。忙しそうだから話しかけにくいな」「ちょっとイライラしているかも……。こんな単純な質問をしたら怒られるかもしれないな」と考え、スタッフに話しかけようとする患者さんはほとんどいませんでした。

非言語メッセージ

　これまでに医療スタッフのあり方について、コーチングマインドを中心にお話ししました。そして、私たちが心の中で思っていることは、言動や表情、声のトーンなどの非言語メッセージに自然と表れるということについても触れました。みなさんは日々の業務に追われ、知らず知らずのうちに自分の気持ちを非言語メッセージとして周りの人に伝えてしまっているということはありませんか？ そのような状態の解決策として、**気持ちをリセットする**「**マインドセット**」があります。

メラビアンの法則

　米国の心理学者メラビアンは、「人は相手の話す言葉の内容と視覚や聴覚から得られる情報（非言語メッセージ）が矛盾しているとき、視覚要因や聴覚要因などの非言語メッセージを 90％以上重要視する」と報告しています。これは「**メラビアンの法則**」と呼ばれています（**図**）[1, 2]。

　たとえば、話している相手が「昨日、遊びに行って楽しかった」と言っているにもかかわらず、話している声のトーンが低く、さえない表情だったとき、たいていの人は言葉そのものよりも非言語メッセージを重要視し、「遊びに行ったときに何か嫌なことがあったのかな？」と思うことでしょう。そういう場合がこれにあたります。

　みなさんは、日常の医療現場でこれと同様のことをしていませんか？ たとえば、「心配なことやわからないことがあれば言ってくださいね」と話している医療スタッフの口調がきつかったり、表情が硬かったりした場合、このような人へ気軽に自分の心配事を話そうと思うでしょうか？ ほとんどの人は、話しかけるのにかなりの勇気がいることでしょう。

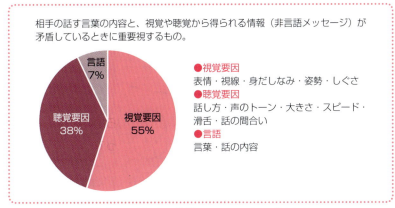

図 ● メラビアンの法則 (文献1、2を参考に筆者作成)

気持ちをリセットする「マインドセット」

　それでは、どのようにすれば、そのような自分の心のうちを周りの人に気づかれないようにすることができるのでしょうか？　人はイライラした気持ちを落ち着かせたり、沈んだ気持ちを高めたりしようとするとき、無意識にとる行動があります。それこそが気持ちをリセットする「マインドセット」と呼ばれる行動です。たとえば、深呼吸をしたり、鏡を見て笑顔をつくってみたり、髪型を整えたり、女性であればメイクを直すというのもマインドセットになっているかもしれません。女性にとっては、メイクも非言語メッセージにあたります。アイシャドウや頬紅、口紅の色は、好感がもてる色合いを心がけましょう。

　とくに「口角が上がっている」「目がやさしい」などが、話しかけやすい人の特徴としてあげられます。コーチングは、意識するコミュニケーションです。「いつ、どんなときも、話を聴く準備ができていますよ」という非言語メッセージを相手に伝えるために、みなさんも自分なりのマインドセット方法を見つけてみましょう。

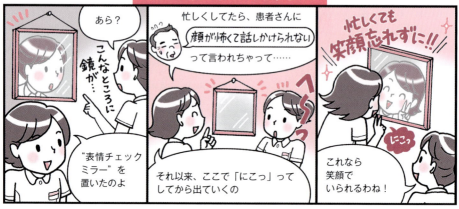

　医療スタッフの忙しさやイライラを患者さんに見せないようにするために、患者さんから見えず、医療スタッフだけがよく利用する場所に鏡を設置しました。そこを利用するたびに顔の表情をチェックし、笑顔をつくってから患者さんと接するよう心がけました。すると、自分の疑問や日々の出来事を進んで話す患者さんが増え、そこから治療がうまくいくケースも増えました。

おさらいワンポイント

- 自分自身の負の感情や不安定な精神状態を非言語メッセージとして相手に伝えないようにするために、自分なりのマインドセット方法を見つけ、つねに相手の話を聴く準備をしておくことが大切である。

引用・参考文献
1) Mehrabian, A. et al. Decoding of inconsistent communications. J. Pers. Soc. Psychol. 6 (1), 1967, 109-14.
2) Mehrabian, A. et al. Inference of attitudes from nonverbal communication in two channels. J. Consult. Psychol. 31 (3), 1967, 248-52.

5

話しやすい環境をつくる①
コーチングにおける環境とは

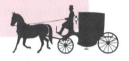

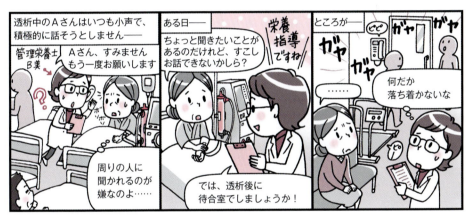

　血液透析中のAさんは「周りに聞かれるのが嫌だから」と言って、いつも小声で、積極的に話そうとしません。しかし、ある日、管理栄養士のB美に聞きたいことがあるので、透析後に栄養指導してほしいということで、待合室で栄養指導をすることになりました。次の透析が始まり、待合室には誰もいないと思われたのですが、意外にも残っている患者さんやつき添いの家族の出入りが多く、また血圧計やエルゴメーター、体重計などもあって雑然としていました。向かい合って座ったものの、何だか落ち着きません。

環境に気を配る

　みなさんは日々多くの人々とコミュニケーションをとっているかと思います。ではその際、何に気を配っていますか？　とくに患者さんと話をする場合、コミュニケーションがスムーズに進むように「どんなふうに話せば話が弾むかしら？」と、事前に話す内容に気を配っている人もいるかもしれません。もちろん話す内容に目を向けることもとても大切なことですが、それ以前に気を配らなければならないことがあります。それは、コミュニケーションをとる「環境」です。話しやすい環境をつくり出すのは、患者さんや部下ではなく、あなた自身です。あなた自身が、**コミュニケーションがとりやすい環境を意識して準備することで、相手を安心させ、大きな成果をあげることができます**。この項目では、「コミュニケーションがとりやすい環境設定」についてお話しします。

必要な環境設定

　私が自身のコーチング研修で環境設定を説明する際、かならず投げかける質問は「親しい友人を自宅に招き入れる際、あなたは何に気をつけますか？」ということです。多くの人から「家をきれいに掃除します」という言葉が返ってきます。また、「においに気をつけます」「友人の好きな食べ物や飲み物を用意します」というような返答をする人もいます。さらに、「気をつける理由は何ですか？」と問いかけると、「友人にゆっくりとくつろいでほしいから」「話が弾むように」という返答があります。

　環境という言葉には、「人や生物を取り巻く周囲の状態や世界」という意味があります。前述のような質問への答えから、多くの人が「友人の周りの環境（つまり自宅）を整えること」で「友人をリラックスさせ、会話を弾ませることができる」のを知っているとわかります。ですから、**自宅に友人を招き入れる気持ちで医療現場におけるコミュニケーションの場を考える**ことが

できれば、患者さんや部下とのコミュニケーションもうまくいく可能性が高まるといえるでしょう。

加えて、コーチングにおける「環境」とは、「話をする相手を取り巻く周りのすべての物事」を指します。つまり、**話をするあなた自身も環境の一部**となります。そのため、コミュニケーションをとるあなた自身を含めた環境設定をすることが大切です。

1）あなた自身

「一般的な人が抱く医療職のイメージ」から自分自身が外れていないか、という視点で見直してみることが大切です。第1章-4（p.23）でお話ししたように、マインドセットをして気持ちを整え、表情や髪型、女性はメイクにも気を配ります。また白衣や靴の汚れ、さらには白衣の下の服や下着の色柄などにも注意する必要があります。

最近は、フレグランス入りの柔軟剤や整髪料、デオドラントスプレーなどがはやっていますが、心身のすぐれない患者さんは、においに敏感になっている場合があるので、使用は控えめにしておきましょう。また、管理栄養士の人は、食品などのにおいが服や髪に移っている場合があるので注意し、かならず厨房用と院内用の白衣は分けるようにしましょう。

2）場所

コミュニケーションをとる場所の広さや明るさ、壁の色、清潔感、におい、音など、前述のように「自宅に友人を招き入れる気持ち」でチェックをしましょう。

3）座る位置関係

「**正面で向かい合う位置**」は、「**理の領域**」と呼ばれています（**図1**）。この位置は上司から部下への指示命令、また理性的な交渉事に向いている位置です。しかし、その反面、相手に強いプレッシャーを与えるため「**対立の位置**」ともいわれており、目線が外せないことから相手は身構えてしまいがちです。とくに初対面の場合は、会話が弾みにくい位置関係です。

一方、「**90°の位置**」や「**ハの字の位置**」は「**情の領域**」と呼ばれます

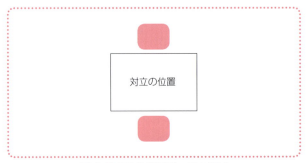

図1 ● 座る位置関係：理の領域

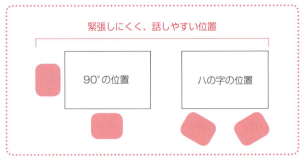

図2 ● 座る位置関係：情の領域

（**図2**）。適度に目線が外せるため、相手も緊張しにくく話しやすくなります。この場合、相手のどちら側に座るかについても意識することが大切です。一般に、**人は利き腕の側に座られると窮屈に感じる**といわれています。利き腕がわからない場合は、最初に患者さんに好きないすに座ってもらい、その後、「どちら側に座られると落ち着きますか？」と聞き、さらに座ってから患者さんにもう一度確認するようにします。

話しやすい雰囲気をつくるには

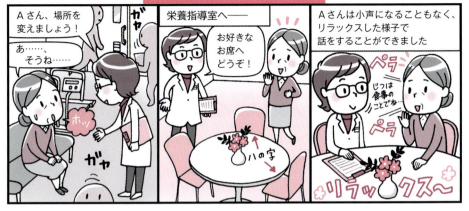

　管理栄養士のB美さんは、いつも使用している栄養指導室に場所を移すことにしました。栄養指導室には、どの場所に座ってもハの字の位置になるように、丸テーブルといすが置かれています。テーブルには花が置かれています。Aさんはリラックスした様子で、話をすることができました。

おさらいワンポイント

- コーチングにおける環境とは、あなた自身を含めた「話をする相手を取り巻く周りのすべての物事」を指す。
- 「相手から見て自分はどう見えるのか」という視点で自分自身をチェックする。
- 相手が話しやすい雰囲気に場所を設定し、目線が外しやすい「情の領域」と呼ばれる90°またはハの字の位置関係になるようにいすを配置する。

6

話しやすい環境をつくる②
相手との距離と目線の高さ

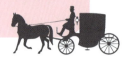

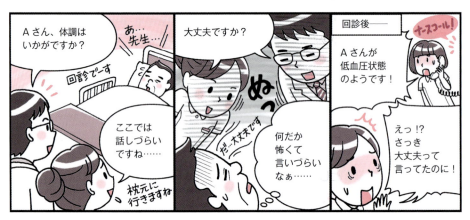

　糖尿病をもつ外来透析患者Aさんは65歳の男性です。透析を始めて半年。最近、尿量が減り始め、透析間体重増加量が多くなりがちです。透析室看護師のB子さんは、透析中に血圧が低下する可能性を説明し、気分が悪くなり始めたら声をかけるよう伝えました。
　その日は、院長の回診日でもありました。透析を始めて2時間程度経ったころ、C雄医師とB子さんは、足元にあるベッドサイドテーブルからAさんに声をかけました。しかし、Aさんの声が小さすぎて何を言っているのか聞き取れません。C雄医師とB子さんが、枕元に近づいてきましたが、Aさんの顔を真上から見下ろすかたちとなり、威圧感を感じたAさんは、気分が悪いことを伝えそびれてしまいました。すこししてから、Aさんの隣のベテラン透析患者さんから「Aさんが気分が悪そうだ」とナースコールがありました。

第1章-5 (p.27) では、相手との位置関係において「座る位置」が大切であるということをお話ししました。それに加え、相手との「距離」や「目線の高さ」も、相手との位置関係においては大切なポイントになります。この項目では、この2つを中心にお話しします。

相手との距離（パーソナルスペース）

どんな人にも、自分が安心していられる「パーソナルスペース」と呼ばれる**心理的な縄張り**があります。たとえば、病院の待合室に置かれている長いすが、前後左右に適度な間隔をあけながら徐々に埋まっていくのを体験したことはありませんか？ この適度な間隔こそが、パーソナルスペースです。

しかし、もし人が少なく長いすに十分な余裕があるにもかかわらず、自分の隣に知らない人がいきなり座った場合はどうでしょうか？ 思わず体を傾けたり、座り直したという経験はありませんか？ これは、「パーソナルスペースが侵された」ことによる不快感や緊張感から起こる、無意識で反射的な行動です。一般的に、私たちは初対面や心を許していない相手に対して、無意識に70〜150cmくらいのパーソナルスペースをとりながらコミュニケーションを図ろうとします。この片腕から両腕を広げた長さに相当する**70〜150cmの距離が、コミュニケーションに最適な距離**といわれています。

しかし、相手に対する情報をもっていればもっているほど、その相手とのパーソナルスペースは小さくなる傾向にあります。つまり、**相手との距離は親しさによって変わる**といえます。また、性別、民族によってもパーソナルスペースの大きさは異なってきます。男性は、女性よりパーソナルスペースが大きく、日本人はほかの民族よりもパーソナルスペースが小さいといわれています。また、同じ人でも、対立の位置（理の領域）のときよりも90°の位置やハの字の位置（情の領域）のほうが、パーソナルスペースは小さくなります。

米国の文化人類学者エドワード・ホールは、人のパーソナルスペースは、

表 ● パーソナルスペースの4分類 （文献1、2を参考に筆者作成）

距離の分類	特　徴
密接な距離 (intimate distance)	家族や恋人などごく親しい間柄で、身体的接触が容易にできる距離（45cm以内）。
個人的な距離 (personal distance)	友人など親しい間柄で、相手の表情がわかり、双方が手を伸ばして指先が触れられる距離（45〜120cm）。
社会的な距離 (social distance)	仕事上の関係者などの間柄で、身体に触れることはできないが、容易に会話ができる、ビジネスで用いられる距離（120〜360cm）。
公式的な距離 (public distance)	公的な場面で、複数の相手が見渡せ、一人対複数の面会や講演など多くの人々とコミュニケーションがとれる距離（360cm以上）。

4つに分類されると提唱しています（**表**）[1,2]。相手が安心して話をしてくれるようにするために、相手のパーソナルスペースにも意識を向けることが大切です。

目線の位置と高さ

　人は高い目線から声をかけられると威圧感を覚えます。とくに病院での白衣やユニフォーム姿には「**制服効果**」といって、それだけで患者さんをコントロールする威力があるため、患者さんが相手の場合は、目線の高さに、より気をつける必要があります。できる限り相手の目線に近づけるように腰をかがめたり、いすに座ったり、時にはしゃがんだりするなど、こちらから相手に歩み寄る姿勢が大切です。

　また、ベッドサイドで話をする場合は、患者さんの上体の位置によって、目線の高さが変わってきます。一度、部署内でロールプレイを交えながら確認することをおすすめします。適切な高さがわからない場合は、「この位置で話をしにくいということはありませんか？」と相手に確認するとよいでしょう。

話しやすい雰囲気をつくるには

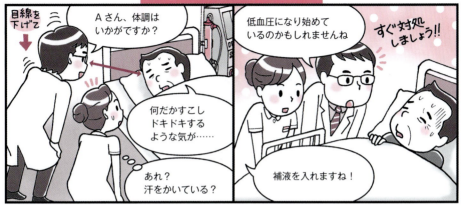

　回診でAさんのベッドサイドにやってきたB子さんとC雄医師は、Aさんに威圧感を与えないようにするために距離、目線の高さを意識しながらベッドサイドに近づきました。すると、Aさんの額にすこし汗がにじんでいるのが見て取れました。Aさんも気分が悪くなり始めたことを正直に伝えることができ、処置が早かったため急激な低血圧には至らず、透析を終えることができました。

おさらいワンポイント

- よりよいコミュニケーションのためには、座る位置だけでなく、相手との距離（パーソナルスペース）、目線の高さにも意識を向けることが大切である。

引用・参考文献

1) Edward T, Hall. The hidden dimension. N.Y., Doubleday and Company, 1966, xii+193p.
2) エドワード・T・ホール. かくれた次元. 日高敏隆ほか訳. 東京, みすず書房, 1970, 304p.

7

信頼関係を築く

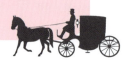

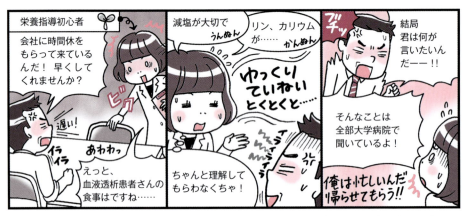

　大学病院で透析を導入し、本日転院してきた患者さんに「血液透析導入時の食事の基本についてレクチャーしてほしい」という依頼がありました。しかし、部署内で手があいているのは、入職2年目の管理栄養士A子さんだけ。栄養指導の経験はあまりありませんが、基本的な内容であればできるだろうという室長の判断で、指導依頼を受けることにしました。患者さんは、40歳代半ばで働き盛りのBさん。A子さんが外来へ行くと、Bさんはすでに栄養指導室に入っており、不機嫌そうな顔で座っていました。Bさんは「会社に時間休をもらって来ているんだ！早くしてくれませんか？」と大きな声で、しかも早口で言いました。A子さんはあいさつもせずにあわてていすに座り、Bさんが理解しやすいようにと、ゆっくりとていねいに説明を始めました。しかし、5分もたたないうちに、Bさんは怒って帰ってしまいました。

これまで「マインドセット」や「環境設定」についてお話ししてきました。みなさんのなかには、もしかすると、早く「傾聴」や「質問」などのコーチングスキルそのものについて書いてくれないかな？と思っている人もいるかもしれません。しかし、スポーツをする前には入念なウォーミングアップが必要なように、**コミュニケーションをとる前にも入念な準備が必要**なのです。この準備を怠ると、よいコミュニケーションは成立しなくなります。スキルを用いる前に大切なこと、それは、医療スタッフとコミュニケーションをとりたい相手（患者さんなど）とのあいだに**信頼関係（ラポール）が築かれている**」（図）ということです。前述のマインドセットと環境設定も、信頼関係を築く第一歩となります。本項では、この信頼関係についてくわしく説明します。

信頼関係（ラポール）とは

　ラポールとは、フランス語で「橋」を意味する言葉で「お互いの心と心に橋が架けられた状態」、つまり「**自然な親密感が存在する状態**」を指します。みなさんも「自分が本当に悩んでいることは、自分のことを理解してくれて

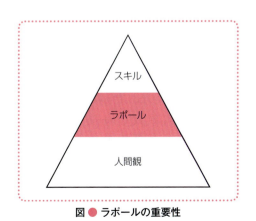

図 ● ラポールの重要性

いる家族や親友などにしか話さない」「自分のことをよく知らない人には、自分の秘密を絶対に話さない」というような気持ちをもってはいないでしょうか？ つまり、「この人になら、どんな話をしても大丈夫！」という安心感がなければ、コーチングのスキルを駆使して適切な言葉をいくら投げかけても、相手は自分から「話したい！」とは思わないので、コーチングの効果は期待できません。ですから、**スキルの前にまず相手との信頼関係を築く努力をすることが大切**だといえます（図）。

　コーチングでは、「信頼関係を築くためには5つの条件が必要」といわれています。

　①相手と話をする。
　②相手の話を聴く。
　③相手との場を共有する。
　④相手のことを理解する。
　⑤相手との関係を築く。

　これらのどれか1つでも欠けると、良好な信頼関係は築けないとされています。そして、**どんな名コーチでも信頼関係なくしては、コーチングコミュニケーションをとることはできない**と考えられているのです。

信頼関係（ラポール）を
つくり出す方法

　初対面同士の場合、信頼関係をその場で築くことは容易ではありません。しかし、私たち医療スタッフは、たとえ信頼関係が築かれていない初対面の人であっても、自身の立場を利用して、相手の内部情報（たとえば家族構成や食事・運動・仕事・就寝などの生活習慣やリズム、経済状況など）や、ふだん他人にはあまり話さない、知られたくないかもしれない情報を聞き出さなければならない職業です。つまり、意識的に、すばやく相手との信頼関係を築くことが要求される職業であるといえます。マインドセットや環境設定

に加え、次のような方法が、信頼関係を構築するのに有用といわれています。

1）はじめのあいさつ

まず、**はじめの一言がその後のコミュニケーションを大きく左右する**といっても過言ではありません。第1章-4（p.23）でも述べたとおり、人は視覚や聴覚から得られた要因を重要視します（メラビアンの法則）。そのため、非言語メッセージと話す言葉の内容が食い違わないよう、「○○さん、お待ちしていました」と笑顔でゆっくりとはっきりした声で言うようにします。マインドセットを行って自分の気持ちを整え、早口になるなどせかせかした態度を絶対に見せないようにしましょう。

2）ペーシング・リーディング

コミュニケーションのとり始めは、**相手の話す速さや声のトーン、呼吸のペースに自分のそれを合わせる**ようにします。つまり、ゆっくり話す人にはゆっくり話す、速く話す人には速く話す、ということを意識するのです。これを「ペーシング」といいます。相手をよく観察してペースを乱さないようにすることで、相手に安心感を与えられます。ペーシングでラポールが築けているかどうかは、会話の途中で自分のペースに戻すことで確認できます。自分のペースでコミュニケーションがうまく成り立つようであれば、信頼関係が築かれていると判断できます。これを「リーディング」といいます。

3）ミラーリング

相手のしぐさや振る舞い、表情を鏡のように意識して合わせる方法です。たとえば、相手が手を組んだときにはこちらも手を組む、困った表情をしたときは同じように困った顔をするということです。しかし、あまりにも使いすぎると嫌味に思われることがあるので、注意が必要です。

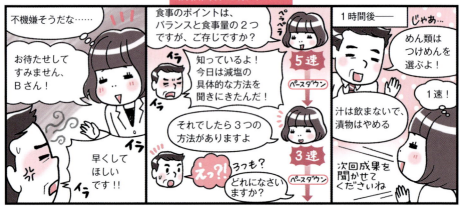

　すでに栄養指導室のいすに不機嫌そうな顔で座っているBさんを見て、A子さんは明るく元気な声で話しかけました。「早くしてほしいです！」と大きな声で早口でしゃべるBさん。A子さんは、なるべくBさんの話す速さや声のトーンを意識しながら、手短に早口で話しました。そして、Bさんの様子を見ながら、すこしずつ話すスピードを遅くしていきました。最終的にBさんは1時間近く話し、「めん類はつけめんを選ぶ」「汁を飲まない」「漬物は食べない」ことを実行すると決め、笑顔で帰っていきました。

おさらいワンポイント

- 信頼関係（ラポール）がなければ、コーチングコミュニケーションをとることはできない。コーチングスキルの前に、まず相手との信頼関係を築く努力をする。

8

場の緊張感を和らげる

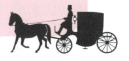

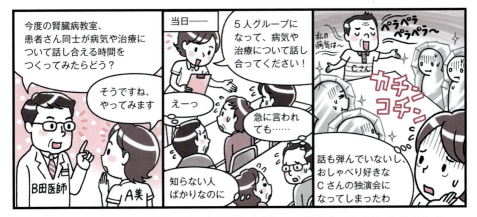

　腎臓病療養指導士の資格をもつ外来担当看護師のA美さん。今日は、A美さんが中心となって企画した腎臓病教室の日です。日本腎臓学会腎臓専門医のB田医師から「患者さん同士が病気や治療について話し合える時間をつくってはどうか」という提案がありました。
　今日の腎臓病教室の参加者は15人。5人ずつ3つのグループで話し合う時間をつくったのですが、よくしゃべる患者さんの独演会のようなムードになり、あまり話が弾まずに終わってしまいました。原因は患者さん同士にまったく面識がなく、グループ内に緊張した雰囲気が最後まであったためでした。教室は失敗に終わり、A美さんは困ってしまいました。

みなさんは「アイスブレイク」という言葉を聞いたことはありますか？ この項目では、コミュニケーションの場における「アイスブレイク」についてのお話をします。

アイスブレイクとは

「アイスブレイク」という英語は、「氷を壊す」と訳すことができます。そこから転じて「氷のように硬く固まった冷たい心を溶かす方法」、つまり、コミュニケーションの場においては**「話す場のわだかまりや緊張を解消し、相手がリラックスして気軽に話せる雰囲気を意図的につくり出すための方法」**といえます。コミュニケーションをとる前の入念なウォーミングアップとして、「信頼関係を築く」ことをあげましたが、「アイスブレイク」もウォーミングアップの１つにあたります。

アイスブレイクというと、ゲームやクイズなどのアクティビティのようなものを思い浮かべる人も多いかと思います。しかし、これまでに信頼関係を早くつくり出す方法の１つとして紹介した「はじめのあいさつ」や「自己紹介」もアイスブレイクにあたります。また、気候や体調、相手が興味をもちそうな最近のニュースを取り入れた会話なども同じです。これらを本題の前に入れることによって、心が打ち解け、前向きな話し合いの場がつくられやすくなります。

重い雰囲気の会議の冒頭で誰かが軽い冗談を言い、場が和んだ経験をもつ人もいるのではないでしょうか？ これがまさに「アイスブレイク」と表現してよいものだと思います。

アイスブレイクを行うにあたっての注意点

ただし、**アイスブレイクは、あくまでも本題に入るためのウォーミングア**

表 ● アイスブレイクを使う目的とゴール

アイスブレイクを使う目的	ゴール
会議を円滑に行いたい	参加者全員が 1 回以上しゃべる
研修や教室を円滑に行いたい	研修に前向きに取り組む意欲を高める
初対面の患者さんとうまくコミュニケーションをとりたい	治療に対する気持ちを引き出す

ップの手段です。**使う目的とゴールを明確にし、相手に合わせたアイスブレイクのテーマや内容を決めることが大切**です（表）。

　アイスブレイクだけが盛り上がり、それに続く本題とのつながりがうまくいかないと、本題がうまく流れず、ゴールへ到達できなくなることもあるので注意が必要です。

アイスブレイクの活用

　アイスブレイクの方法については、書籍やインターネットでも紹介されていますので参照し、活用してみてください。

　ちなみに筆者の場合、患者さんの個別相談のときにはかならず「あいさつ＋自己紹介」に加え、天気や体調、今日の待ち時間、病院までの通院方法などについて聞き、来院してくれたことに対する感謝の気持ちを伝えるようにしています。また、セミナーや講演会などのとき、参加者が少人数の場合には、自己紹介のアクティビティを行います。大人数の場合は、短い時間で多くの人とコミュニケーションがとれるよう、「5 分程度でできるだけたくさんの人と名刺交換や握手をしながら自己紹介をし、知り合いを増やす」というようなアクティビティを取り入れるようにしています。

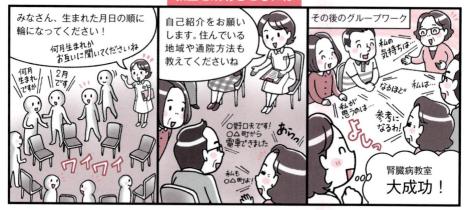

　「腎臓病教室に参加した患者さん全員が、かならずしゃべること」をゴールとし、アイスブレイクを取り入れることにしました。
　教室の冒頭では、教室を担当する医師、看護師、管理栄養士に患者さんを含めた全員で「生まれた月日」順に円状に座って自己紹介をしました。すると、初対面の患者さんたちも「あなたも○△町から通っているの？ 私も○△町よ！」「B田先生と生まれ月が同じとは光栄ですなぁ」と会話が弾みます。アイスブレイク後は、和やかな雰囲気となり、グループでの話し合いもおおいに盛り上がりました。教室終了後、同じ方面へ帰る人同士が仲良く帰っていく姿も見られ、教室は成功に終わりました。

おさらいワンポイント

- 相手がリラックスして気軽に話せる雰囲気を意図的につくり出すために、アイスブレイクを取り入れる。
- アイスブレイクを取り入れる際は、使う目的やゴールにそったテーマ・内容のものを選択する。

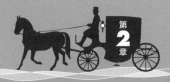

話の聴き方・伝え方

1

話を聴く①
傾聴の効果と効果的な傾聴

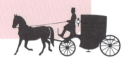

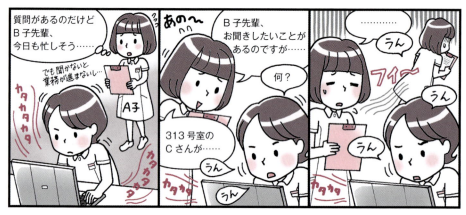

　新人看護師のA子さんは、指導担当看護師のB子先輩に質問したいことがあります。でも、B子先輩はいつも忙しそうで、なかなか声をかけることができません。しかし、それではA子さんの業務も進まないので、思い切って声をかけることにしました。パソコンで電子カルテに入力中のB子先輩に話しかけると、返事をしてくれました。しかし、視線はパソコンに注がれたままです。それでもA子さんは、一生懸命話しかけます。B子先輩は「うん、うん」とうなずいてはくれますが、A子さんにはB子先輩が自分の話を聴いてくれているように感じられません。虚しさと悲しさで、A子さんは黙ってその場を去ってしまいました。

コーチングには、「傾聴」「承認」「質問」「提案」という4つの基本スキルがあります。このうち、おそらく「傾聴」という言葉を聞いたことがある人は多いかと思います。しかし、「頭ではわかっていてもなかなか上手に人の話を聴くことができない」という悩みをもっている人もいるかもしれません。でも、すぐに習得できなくても心配はいりません。傾聴スキルは簡単そうに見えますが、じつは非常に奥が深いスキルだからです。

この章では、4回に分けて「傾聴」についてお話しします。第1章でお話しした「マインドセット」や「環境設定」で話を聴く準備が整ったら、ぜひ傾聴スキルにトライしていきましょう！

「きく」には3つのレベルがある

「きく」には3つのレベルがあります。レベル1は、「ただ聞いている」「聞き流している」という段階です。また、相手が話しているときに「何て話そう」「どう誘導しようか」と思いながら聞いているときも、この段階にあたります。つまり、**意識が相手ではなく、自分の行動や感情に向いている状態**を指します。

レベル2は、全神経を相手にだけ注ぎ、**相手の話している内容に意識を集中させて聴いている状態**をいいます。

レベル3は、レベル2の聴き方に加え、表情や声の大きさ、目線、しぐさ、ふるまいなど**非言語メッセージにも意識を向けながら聴く段階**です。レベル2または3の聴き方が「傾聴」にあたりますが、レベル2よりもレベル3の聴き方をすることが望ましいといえます。

傾聴の効果

相手の話をきちんと聴いているかどうかは、相手に伝わります。決してごまかせるものではありません。「よい傾聴」は、以下のようにさまざまな効果

をもたらします。

1）存在承認

　人は誰でも「自分の話を聴いてもらいたい」という欲求があります。相手の話を関心をもって聴くことにより、相手の存在を肯定的に承認することにつながり、相手の欲求を満たすことができます。

2）信頼関係の構築

　「この人になら何を話しても大丈夫」という安心感を相手にもたらし、お互いの信頼関係が築かれていきます。

3）自己理解

　話をしている本人も、自分の話を注意深く聴くことになり、自分の気持ちや考えをできるだけ正確に話そうとするようになります。その結果、自分自身に対する洞察が進み、今まで気がつかなかった「新しい自分」と出会えるようになります。さらに自己理解が進むと、周囲に対する新しい見方ができ、いろいろな事柄や他人を受け入れることもできるようになります。

4）カタルシス効果

　人は無条件に尊重され、批判や評価をされることなく話を聴いてもらうと、安心し、さらに胸のうちを話すようになります。溜まっていた思いが吐き出されると、心をすっきりとさせることができます。これを「カタルシス（浄化）効果」といいます。このカタルシスは、さらに相手の心にゆとりをもたらし、自己受容を促すため、双方向型のコミュニケーションの進展に大きな効果をもたらします。

5）自己受容

　自分自身を肯定できるようになり、自分の経験に対して素直に目を開き、自己防衛態度を捨てることができるようになります。その結果、こちら側（医療スタッフや上司）の話も聴いてもらえるようになり、提案を相手（患者さんや部下）に受け入れてもらえるようになります。

効果的な傾聴の方法

　傾聴に使われている「聴」という漢字は、「耳へんに十四の心」と書くことから、「十四の広い心をもって相手の話に耳を傾ける」という意味が込められています。つまり**傾聴とは、「私はあなたの話を聴いていますよ」というメッセージをあらゆる方法で相手に伝えること**といえます。次の項目から、その方法をお話ししていきます。

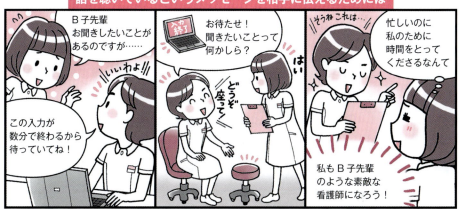

話を聴いているというメッセージを相手に伝えるためには

　A子さんに質問があると声をかけられたB子先輩は、A子さんの話を聴くために「この入力が数分で終わるから待っていてね！」と答えました。急いで業務をすませると、いすを持ってきて座るように促し、A子さんのほうにきちんと向き合い、話を聴いてくれました。A子さんは、忙しいなか、自分のために時間をとってくれたB子先輩をますます好きになりました。そして、「B子先輩のような素敵な看護師になろう！」と心に誓ったのでした。

おさらいワンポイント

- 「私はあなたの話を聴いていますよ」というメッセージをあらゆる方法で相手に伝えることにより、さまざまな効果をもたらすことができる。

2

話を聴く②
傾聴スキル

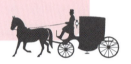

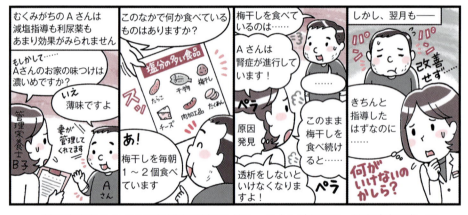

　糖尿病患者のＡさんは腎機能が低下し始め、むくみがちです。外来診察の際、医師からも減塩をするように何度も指導を受け、利尿薬も増量されているのですが、いっこうに改善の兆しがありません。今日は、栄養指導のために来院しました。担当は管理栄養士のＢ子さんです。Ａさんは梅干しを毎朝１～２個食べているそうです。「梅干しを食べているのは……」とＡさんが何か話そうとしました。しかし、塩分過剰摂取の理由がわかったＢ子さんは、話を遮るように「梅干しをこのまま食べ続けると腎症が進行してしまい、透析をしないといけなくなりますよ！」とＡさんをたしなめました。Ａさんは黙ってしまい、そのまま指導は終了しました。翌月、外来診察にきたＡさんのむくみはまったく改善していませんでした。

前の項目で、「聴」という漢字には「十四の広い心をもって相手の話に耳を傾ける」という意味が込められており、**傾聴とは「私はあなたの話を聴いていますよ」というメッセージをあらゆる方法で相手に伝えること**であると説明しました。この項目では、傾聴スキルについて、具体的な話をします。もちろん、今までにお話しした信頼関係の構築、環境の設定、マインドセットがきちんとできていることが前提であることはいうまでもありません。傾聴スキルには**表1**のようなものがあります。

話を最後まで聴く

みなさんは、人の話を聴くとき、その人の話を途中で遮らずに最後まで聴くことができていますか？ 話の途中で、下記のような感情が起こったことはありませんか？ また、実際に相手の話の腰を折ったり、水を差したり、話を先取りしたりしてはいませんか？

- 相手の考えや価値観が自分と異なると、反論したくなる。
- 相手の話に矛盾や誤りが生じたとき、ついそれを指摘したくなる。
- 相手の優柔不断な態度にイライラしてきて、話を先取りしたくなる。
- 類似した体験談には、相手が話し中であっても、つい自分の体験談を披露したくなる。

とくに私たち医療スタッフは「患者さんによくなってほしい」という思い

表1 ● 傾聴スキルの種類

- 話を最後まで聴く
- うなずく
- あいづちをうつ
- キーワードをくり返す
- 相手の話を要約し、伝え返す
- 相手の気持ちに共感し、伝え返す
- 沈黙をする
- Ｄ言葉（ダ行で始まる言葉）を使わない

表2 ● あいづちの種類

使用する場面	あいづちの例
同意する場合	なるほど、そうだったのですね、本当ですね、いいですね、わかります
感嘆する場合	ほー、すごいですね、さすがですね、すばらしいですね
話を促す場合	それで（それから）、どうなったのですか？ ○○の部分についてもっと話してくださいませんか？

から、間違った考えをすぐに改めさせようと必死に説得したり、また時には「このままだと病気が悪くなってしまいますよ」などと脅したりしがちです。しかし、それは私たちの思いとはうらはらに、患者さんから「話をしたい」という意欲を失わせ、私たちは本心を知ることができなくなってしまいます。まずは、「**相手の価値観を大切にし、否定せずに受容することを心に留め、話を遮らず最後まで聴いてみる**」という気持ちを意識してもつようにしてみましょう。

うなずく・あいづちをうつ

　実際にロールプレイを行うとよく体感できることですが、会話のなかでうなずきやあいづちがないと、私たちは「相手に話を聴いてもらえていないのではないか」という不安を抱きます。つまり、**うなずきやあいづちは「私はあなたの話を聴いていますよ」というメッセージを伝える大切な手段**といえます。

　うなずきのコツは「ゆっくり、大きく」行うことです。早くて小さなうなずきは、話をせかしている印象を相手に与えるので気をつけましょう。

　うなずきとともに、**表2**のようなあいづちをうつと、よりいっそう「話を聴いてもらえている」という安心感を相手に与えることができます。第2章-1（p.46）の自己の存在承認や自己受容が促進され、本人も気がつかなかった心のうちを聴くことができるかもしれません。

相手の話を聴くときは手を止めて、「**相手と目線を合わせる**」「**非言語メッセージに耳を傾ける**」ことも重要です。鏡を見て、実際に練習してみましょう。

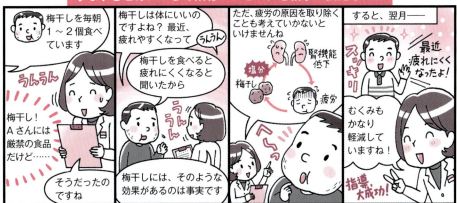

うなずきとあいづちで傾聴メッセージを相手に伝えるには

　Aさんが毎朝、梅干しを1～2個食べていることを知ったB子さんは「Aさんの悪い習慣を訂正しなければ！」という思いがよぎりましたが、その気持ちをこらえて、あいづちをうちながら、大きくうなずきました。B子さんが、Aさんの誤った食習慣を否定せずに傾聴に徹したことで、Aさんは梅干しを食べている理由をB子さんへ素直に話すことができ、それが自己理解、自己受容を促し、行動変容につながりました。

おさらいワンポイント

- 相手の価値観を大切にし、それを受容するという気持ちを心に留め、話を遮らず最後まで聴くようにする。
- 相手の話を聴くときは手を止めて、相手と目線を合わせ、非言語メッセージに耳を傾けながら、うなずき、あいづちをうつようにする。

3

話を聴く③
積極的傾聴スキル

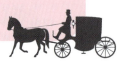

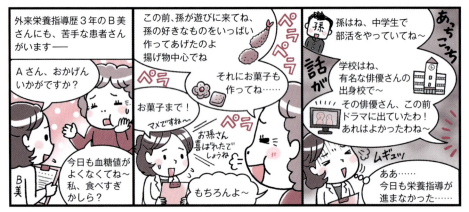

　話し好きの糖尿病患者Aさんは、いつも明るく元気で社交的です。今日は、栄養指導を受けるために来院しました。栄養指導は、管理栄養士のB美さんが担当しています。B美さんは、外来栄養指導3年目になり、だいぶん慣れてきました。しかし、Aさんのようにおしゃべり好きで、話があちらこちらに飛び、とりとめもなくしゃべる患者さんがどうも苦手です。今日もいつもと同じように時間だけがすぎてしまい、手ごたえなく栄養指導を終えることになってしまいました。

みなさんは、「話を最後まで聴く」「うなずく」「あいづちをうつ」という傾聴スキルを使ってみましたか？ 効果はいかがでしたか？ スキルは、さまざまなコミュニケーションの場で実際に用いてみることで、身につきやすくなります。医療現場のみならず、家族や友人などとの会話にも意識して用いてみましょう。この項目でも引き続き、傾聴のスキルについてお話しします。

キーワードをくり返す

相手の話を聴くという姿勢に徹していると、「何度も同じ言葉をくり返しているな」とか「強調して話す語彙があるな」ということに気づくときがあります。その言葉こそが、相手の一番言いたいこと、つまり「キーワード」です。

会話中のキーワードを適切に反復することで、相手は「自分の話を聴いてもらえている」という実感をより強くもつことができ、安心して自分の気持ちを伝え、さらには自分自身を理解しようと努めるようになるでしょう。

相手の話を要約し、伝え返す

「要約」とは、「相手の話の要点を、自分の言葉に置き換えて簡潔にまとめること」です。要約するときに注意すべきなのは、相手の話を「簡潔に、正確に、タイミングよく返す」という点です。とくに、話が長くなる人の場合は、意識して話の区切りごとに要約して伝え返すようにすると、相手の話を整理し、まとめ、確認をとることができます。

的確な要約は、話している本人に自分が話した内容を振り返らせ、見直すきっかけを与えます。日ごろから人の話や文章を読むときに「この人の一番言いたいことは何だろうか？」と考えるくせをつけると、要約のスキルが向上しやすくなります。

相手の気持ちに共感し、伝え返す

　「共感」とは、「相手の感じ方や気持ちを、相手の立場に立って同じように感じたり、理解しようとすること」です。言葉のみならず、非言語メッセージにもその人の感情や情緒が隠されているので、話の内容に耳を傾けながら、それらにも意識を向け、注意深く観察することによって、相手の気持ちが理解しやすくなります。このスキルは、傾聴のなかでももっとも重要なスキルといわれており、相手がみずから感情や情緒をおもてに出せるように支援することが大切になります。

　「要約」と「共感」の違いは、前者が「事実を伝え返す」のに対し、後者は「相手の気持ちを汲んで伝え返す」ことです。どちらのスキルもタイミングよく効果的に用いることにより、こちらの受容の気持ちを伝えることができます。それによって、相手との信頼関係をより強固なものにすることが可能となります。

積極的傾聴スキル

　先述の3つの傾聴スキル「キーワードのくり返し（反復）」「要約」「共感」を、「積極的傾聴スキル」といいます。傾聴する側が鏡となり、相手の話をその鏡に映すことによって、相手は客観的に自分の話をみることになります。それにより、相手の考えを整理したり、発展させたりと自発的な気づきを促すことができます。自発的な行動変容へ結びつけるためには、非常に重要な聴き方です。

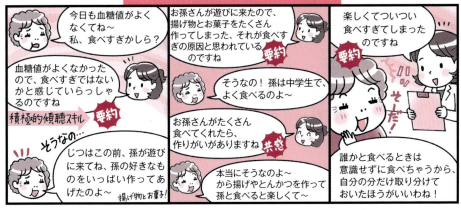

　B美さんは、Aさんとの会話で、意識して「積極的傾聴スキル」を用いてみました。話の区切りごとに要約したり、共感したりすると、不思議なことに話がそれることなく栄養指導を終えることができました。

おさらいワンポイント

- 積極的傾聴スキルである「キーワードのくり返し（反復）」「要約」「共感」は、自発的な気づきを促し、最終的にはそれが自発的な行動変容へ結びつくきっかけとなる重要なスキルである。

話を聴く④
沈黙と向き合う

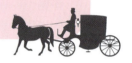

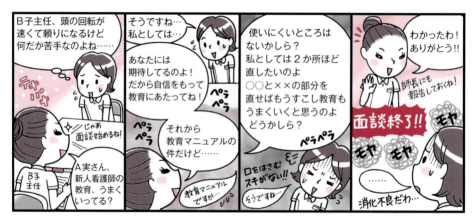

　今日は中堅看護師のＡ実さんが病棟主任看護師のＢ子さんと面談する日です。Ｂ子主任は、とても頭の回転が速く、何かと頼れる存在です。師長からの信頼もあついのですが、後輩のＡ実さんたちにとってはすこし苦手な存在です。それは、Ｂ子主任は他人の話を聴いているようで聴いておらず、自分で話をまとめてしまうところがあるからです。

　今回も結局、Ｂ子主任が一人でしゃべって話をまとめてしまい、Ａ実さんは意見を出すこともできず、消化不良のまま面談が終了しました。

みなさんは、会話中にしばしば遭遇する「相手の沈黙」に対し、今までどのように対処してきましたか？ この項目では、この**会話中の沈黙が貴重な傾聴時間になる**ということについてお話しします。

沈黙は怖いもの？

みなさんは、会話中に沈黙が訪れたとき、沈黙を避けるために「何かしゃべらなくては！」と焦ることはありませんか？ じつは、私も栄養指導時の患者さんの沈黙をおそれていた一人です。患者さんが黙ってしまうと、「何かまずいことを言ってしまったかな？」「説明の仕方がよくなかったかな？」と不安になっていました。でも、その時点で意識は相手から自分に移っていることになるので、傾聴は中断された状態になってしまいます。

じつは、そのように恐怖に感じている**「相手の沈黙」には、さまざまな種類があり、意味があります**（表）。沈黙は、相手にとって大切な時間なのです。私もこのことを知ってからは、指導中に沈黙が訪れても焦ることはなくなりました。

表 ● 沈黙の種類

- どのように話してよいのかわからず、不安や恥ずかしさのために生じる沈黙
- いろいろな思いを打ち明けることができたという安心感から生まれる肯定的な沈黙
- 自分の考えや感情を整理するための沈黙
- 相手との話の内容を思い返して、もう一度検討しているために生じる沈黙
- 相手が応答してくれるのを、待っているときに生じる沈黙
- 自分を表現することに拒否や抵抗を感じていることから生じる沈黙
- 自分の感じていることを相手に話そうかどうかと迷っている沈黙
- 話題や気持ちが一区切りついて、一服している沈黙
- 退屈してしまっているときに起こる沈黙
- 1つの話題について話が終わり、次に何を話したらよいかわからないときに生じる沈黙
- 会話中に明確になった今の感情を両者が共有していることから生じる沈黙

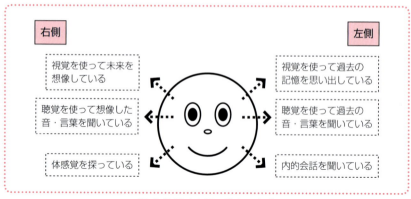

図 ● 沈黙時の目の動きの意味

沈黙を楽しむ

　前述のように、沈黙には意味があります。ですから、沈黙が訪れた場合は対処することを考える前に「その沈黙がどういった意味合いをもつのか」をつかむ必要があります。まずは、自分から沈黙をやぶることのないよう、視線を相手に向けて柔和な表情でうなずきながら、相手の表情や目線、手の動きなどの非言語メッセージに注意して観察してみましょう。

「目」に注目し、心の動きを読み取る

　とくに、相手が何か考えているなと感じた場合は、「目の動き」に注目してみることをおすすめします。図に示した目の動きの意味は、統計学的に割り出されたパターンなので、必ずしもすべての人に当てはまるとは限りません。また、まれに左右が逆転している人がいるので、注意深く観察する必要はありますが、相手が今何を考えているのかを知る際に、おおいに役立ちます。
　目は「飛び出た脳」といわれるくらい脳と直結した部分なので、目の動きから、その人の考えていることや心の動きが読み取りやすくなるのです。い

にしえより「目は口ほどにものを言う」とか「目は心の窓」というようなことわざがありますね。昔の人々は、経験的にこのことを知っていたのだと感心させられます。心の動きを読み、相手の沈黙の意味を理解できるようになれば、沈黙が訪れてもあわてずに冷静な対応ができるようになるでしょう。

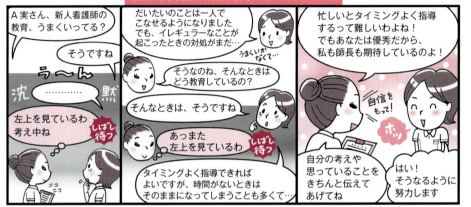

　A実さんの考えがまとまるまで、B子主任が沈黙を守ってくれたので、A実さんは安心して自分の考えをまとめることができ、考えを言葉に出して伝えることができました。

おさらいワンポイント

- 沈黙には意味があり、相手にとって大切な時間である。
- 相手の沈黙を自分からやぶることのないよう、視線を相手に向けて柔和な表情でうなずきながら、相手の非言語メッセージを観察する。

5

D言葉は傾聴を妨げる

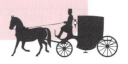

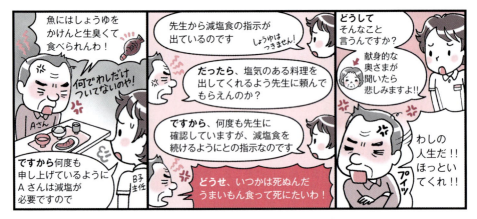

　糖尿病をもつ65歳の男性糖尿病患者Aさんは、透析を導入したばかりで、いつも入院食の味つけに文句を言います。隣の入院患者さんの食事は減塩なしの塩分10g、しかしAさんの食事は6gの透析食なのですから、しょうゆがついていなくても仕方がありません。何度も説明をしているのですが、毎日、Aさんがいる病室は大騒ぎです。受け持ちの看護師に呼ばれ、病棟看護主任のB子さんがAさんの病室にやってきました。
　しかし、B子主任の「ですから」「どうして」といったD言葉での返答が、ますますAさんのいら立った気持ちに拍車をかけることになり、双方ともD言葉の応酬になってしまいました。結局、今回もAさんを納得させることができませんでした。

じつは、「D言葉」はビジネスシーンで用いられ始めた用語であり、コーチングのスキルではありません。しかし、根本的な考え方として、リンクしている部分があるので、筆者のコーチング講習会でも紹介するようになりました。この項目を読みながら、みなさんも自分自身の会話のなかでD言葉を使っていないかどうか、振り返ってみましょう。

D言葉とは

私がD言葉を知ったきっかけは、4～5年前にとある病院を受診したときの医師との会話でした。子どもがインフルエンザにかかった数日後、私も子どもと同様の症状が出ました。「インフルエンザの検査をして薬をもらえれば、症状も軽くすむだろう」と思い、すぐに病院を受診しました。しかし、結果は陰性でした。でも症状はインフルエンザに似ているため、私は医師に「インフルエンザのときでも初期であれば陰性が出る場合があると聞いたことがあります。もうすこし時間をおいてから検査すれば、陽性になる場合もあるのではないですか？」と質問しました。すると、医師は**だから、今説明しましたよね。陰性だったのですから、インフルエンザではありません**」と言いました。医師の言葉のトーンはやさしく、ていねいでした。しかし、なぜかその言葉を聞いた私は無性に腹が立ちました。医師の言葉の裏には「私はきちんと説明したのに、あなたは説明を聞いていなかったのか？　それとも説明が理解できなかったのか？　理解できないくらいあなたは頭が悪いのか？」そんな意味合いが含まれているように感じたのです。きちんとした薬ももらえず、1週間ほど高熱に苦しみましたが、もうその病院には行く気になれず、ひたすら寝て過ごしました。でも「なぜ医師の『だから……』に引っかかったのか？」、いろいろと調べたのちに、それが「D言葉」だったということがわかりました。

傾聴を妨げるD言葉

　D言葉とは、「だから」「だけど」「だったら」「だって」「ですから」「でも」「どうして」「どうせ」など、その言葉をローマ字で書くと、最初のアルファベットが「D」で始まる、つまり**「ダ行」で始まる接続語**をいいます。では、なぜD言葉が問題なのでしょうか？ それは、D言葉のあとに続く文章を考えると理解できます。

　【例】

　「**だけど**、そういうあなたも同じ失敗をしたと思うわ！」

　「**だったら**、どうすればよかったのですか？」

　「**だって**、忙しかったのです！」

　「**ですから**、先ほども申しましたように難しいと言わざるを得ません」

　「**でも**、仕方がなかったのです」

　「**どうして**あなたは言うことを聞いてくれないの？」

　「**どうせ**、そういってもできないに決まっているわ！」

　これらの文章を読んで、あなたはどう思いますか？ 相手を否定したり、言い訳をしたりと後ろ向きの印象を与える文章ばかりですよね。つまり、**相手との会話のなかでこのD言葉を使うと、相手は自分を否定されたと感じ、話を傾聴してもらえていないという不快感をもつようになる**のです。

　コーチングは、肯定的に前向きに、そして未来に目を向けさせるコミュニケーションスキルです。D言葉を使うということは、このコーチングの原則に反することになります。普段の会話のなかで、D言葉を使っていないか振り返ってみましょう。

D言葉ではなく、「YES＋BUT法」を

　会話のなかでD言葉を使わないようにするためには、まず相手の話の内容を**「受容する」**気持ちを意識してもつことです。「相手から投げられた言葉の

ボールがどのような内容でも、いったんは受け止める」と考えると、わかりやすいかもしれません。相手の話している内容に矛盾があるなと思っても、まず一言目は「そうですか」「はい」「なるほど」など「**YESの表現**」をすると、受容の気持ちを相手に伝えることができます。YESの表現のあと、自分が感じた矛盾点について「**BUTの表現**」で質問や説明を続け、最後に「どうでしょうか？」と確認を行います。このような「**YES＋BUT法**」を使うと、BUTの否定的な意味合いを和らげることができます。

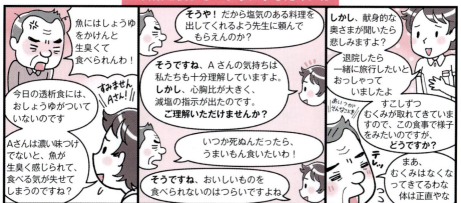

D言葉を使わないようにするためには

B子主任はD言葉を使わずに「YES＋BUT法」に置き換えてAさんと会話をしました。まだすこし不満そうなAさんですが、しぶしぶB子主任の提案を受け入れたかたちでその場は収まり、その後、Aさんからの食事へのクレームはなくなりました。

おさらいワンポイント

- D言葉は、「話を傾聴してもらえていない」という不快感を相手に与える言葉である。
- D言葉を「YES＋BUT法」に置き換えるように意識すると、BUTの否定的な意味合いを和らげることができる。

6
相手を承認する①
存在を認める

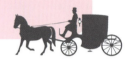

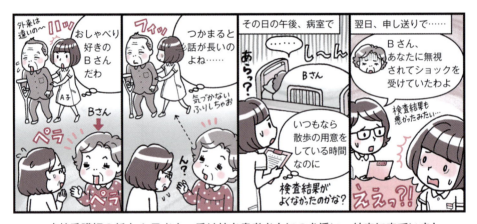

　病棟看護師の新人A子さん。受け持ち患者さんにつき添い、外来に来ていました。そのとき、透析を導入したばかりの入院患者のBさんがほかの患者さんとしゃべっているのを見かけました。BさんもA子さんの受け持ち患者さんですが、とにかくおしゃべり好きで、つかまったら最後、なかなか離してくれません。それが原因で、A子さんの業務が遅れてしまうこともしばしばです。A子さんは、気がつかないふりをして通り過ぎました。午後、Bさんの部屋に行くと、布団をかぶって寝ているようでした。いつもなら食後の散歩の用意をしている時間のはずです。A子さんは「今朝の検査結果がよくなかったせいかもしれない……」と思い、声をかけず部屋をあとにしました。翌日、朝の申し送りで夜勤の看護師から「Bさんは検査結果が悪かったうえに、娘のようにかわいく思っていたA子さんに無視され、ショックを受けていた」と聞き、A子さんはびっくりしてしまいました。

コーチングには、「傾聴」「承認」「質問」「提案」という4つの基本スキルがあります。この項目では、この基本スキルのうち、信頼関係の構築にもつながる「承認」というスキルについてお話しします。

承認とは

コーチングの基本スキルの1つである「承認」とは、相手の考えや発言、言動、人格など**「存在そのものを認めていることをメッセージとして伝える」**ことです。つまり「100%相手の味方になり、つねに相手を肯定的に受け止め、目で見て心に留めたことを言葉に出して相手に伝える」ことをいいます。人は「自分が正当に評価され、認めてもらえている」とわかると安心し、やる気が高まってゴールへ早く到達することができるようになります。逆に認めてもらえていないと、自分の存在価値に不安を感じ、モチベーションが下がって行動のエネルギーがなくなってしまいます。

このことから筆者は、承認を**「心の栄養剤」**と呼んでいます。昔から日本人は「自分の気持ちを言葉に出して相手に伝える」という習慣が少ない国民です。しかし、人の感覚や想いはテレパシーで自動的に伝わることはありません。だからこそ、意識して言葉や態度で示す必要があるのです。

存在承認

「言葉に出して相手に伝える」と聞くと、承認スキルは難しいスキルのように感じる人がいるかもしれません。しかし、「おはようございます！」「こんにちは！」などのあいさつ、また「お加減はいかがですか？」「今日は昨日よりお顔の色がよいようですね」「仕事の進み具合はどう？」などの声かけは、みなさん自身、とくに意識しなくても日ごろから行っていることと思います。じつは、このようなあいさつや声かけが、承認スキルの1つである**「存在承認」**にあたるのです。

たとえば、美容院や理髪店などに行って髪の毛を切った翌日、誰にもそのことを指摘されず、何だかさみしく感じたことはありませんか？ これは「自分の変化に気がついてもらえなかった」という思いからくる感情といえます。つまり、人は承認されていない状態が続くと「自分の存在そのものを周りの人は大事に思ってくれていない」と不安になり、モチベーションが下がり、行動のエネルギーがなくなってしまうのです。一方、「髪の毛、切りましたよね」「その髪型、よく似合っているわ」「短いほうが、夏らしくていいわね」などの声かけを受けるとどうでしょうか。うれしくなり、やる気もみなぎってくるのではないでしょうか。このことから、承認は「心の栄養剤」といえるのです。

　また、人は自分自身を承認してくれた相手のことを、好意的に捉える傾向があります。**相手とのコミュニケーションについて改善したいと思っている場合は、あいさつや声かけなど「存在承認」を意識して行うようにするとよい**でしょう。その際、かならず「**アイコンタクト（目線を合わせる）**」を忘れないようにしましょう。

承認の種類

　承認には、先ほど述べた存在に気がついていることを伝える「存在承認」のほかに、「褒める」「気持ちを伝える」「事実を伝える」「叱る」「任せる」といった種類があります。次の項目から順にお話ししていきます。

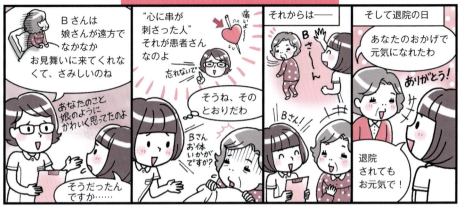

　じつは、Bさんは透析導入したばかりで不安なうえに、娘さんが遠方にいてなかなかお見舞いに来てくれないことをさみしく思っていました。A子さんは、Bさんの娘さんと同じ年ごろで、A子さんに娘の面影を見ていたようでした。「患者」という漢字は「心に串が刺さった者」と書きます。そのことを認識し、A子さんはつねに意識してBさんに声をかけるようにしました。Bさんはすこしずつ笑顔を取り戻し、以前のように積極的に運動をするようになりました。透析にも慣れ、検査データも改善して、無事に退院することができました。

おさらいワンポイント

- 相手とのコミュニケーションを円滑にし、信頼関係を強めるために、あいさつや声かけなど「存在承認」を意識して行う。
- 存在承認の際は、かならず「アイコンタクト（目線を合わせる）」を忘れないようにする。

7

相手を承認する②
褒める

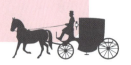

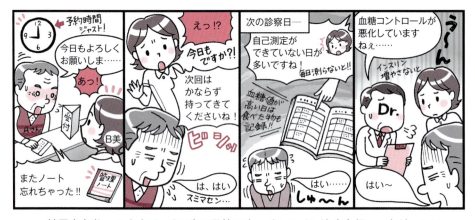

　糖尿病患者のAさんは、64歳の男性です。インスリン治療を行っており、1日3回、血糖値の自己測定を行うことになっています。いつもきちんと予約した外来診察には来るのですが、血糖値を記録した自己管理ノートをよく忘れます。また、持ってきても毎日測定していないのか空白が目立ちます。
　そんなAさんに糖尿病外来看護師のB美さんは、ついきつい口調で注意してしまいます。Aさんは「はい、はい」と返事はするのですが、なかなか言うことを聞いてくれません。Aさんの血糖コントロールは悪化の一途をたどり、とうとうインスリン製剤が増量されてしまいました。

第2章-6（p.66）では、承認スキルについて説明しました。この項目では、承認のなかでも「褒める」というスキルについてお話しします。

承認スキルを身につけるには

褒めることをはじめとした承認スキルを身につけるためには**「よく観察し、タイミングよく承認すること」をつねに意識して実践することが重要**です。しかし、今までに人から承認を受けた経験が少ない人は、言われ慣れていないため、相手に対しても素直に承認の言葉を伝えられない傾向があります。

ですので、相手を褒めることが気恥ずかしいと感じる人は、まず**「自分を認めること」**を毎日かならず1回は実践してみましょう。たとえば「今日は1回失敗してしまった」と否定的に感じたときは、「今日は1回しか失敗しなかった。私、進歩したわ！」と肯定的な表現に置き換え、自分を褒めるようにするのです。承認は、**「心の栄養剤」**です。自分の心を承認という栄養で十分に満たすことができれば、あなたの心の栄養を患者さんにも分け与えることができるようになるでしょう。あなたの承認の言葉は、きっと患者さんの心のよりどころとなり、病気と向き合っていく勇気を与えることと思います。

褒め方のコツ

「褒める」ことは、承認スキルのなかで、もっともよく知られている方法です。「褒める」ことによって「相手のモチベーションを高めることができる」だけでなく、「お互いの理解が深まり、信頼関係（ラポール）がより強まる」、また、「褒められたところがさらに伸びる」といった効果が期待できます。しかし、相手がわざとらしく感じるほどおおげさに褒めたり、おだてたりするのは、承認スキルの「褒める」ではないことを心に留めておきましょう。

褒め方のコツは、**「自分が本当によいと感じた事実を、自分の言葉でタイミングよく素直に伝えること」**です。相手ががんばっているのにもかかわらず、

それを承認しない、つまり「無視」は、相手の意欲を低下させる原因になりやすいので気をつけましょう。

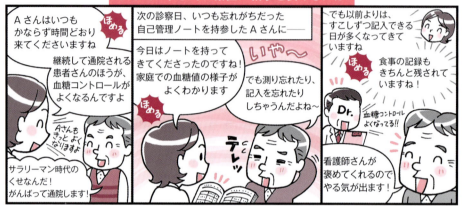

　Aさんは血糖自己測定は不十分でも、外来診察には時間どおりまじめにやってきます。外来診察を中断させないようにするために、B美さんはこの点を褒めることにしました。
　次の診察日、忘れがちだった血糖自己測定の自己管理ノートを持参したAさんを、B美さんは褒めました。その後もB美さんは毎回、Aさんの褒めるところを何か1つ見つける努力をし、声に出してAさんに素直に伝えるよう心がけました。その結果、Aさんの血糖値はすこしずつ改善していきました。

おさらいワンポイント

- コーチングの承認スキル「褒める」とは、自分が本当によいと感じた事実を自分の言葉でタイミングよく素直に相手に伝えることである。

8

相手を承認する③
気持ちや事実を伝える・叱る・任せる

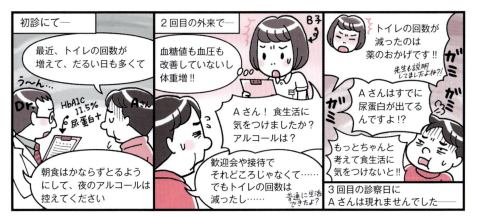

　糖尿病患者のAさんは45歳の男性です。30歳代半ばより糖尿病を指摘されていましたが、症状もなかったため放置していました。最近、頻尿が気になり始め、倦怠感も出始めて、やっと糖尿病専門外来を受診することになりました。検査データは、HbA1c 11.5％、尿蛋白（＋）。医師から「朝食抜きと夜のアルコールを改善するように」という話があり、初診は終了しました。

　2回目の外来時、Aさんの血糖値はまったく改善していませんでした。体重も以前より増え、血圧も上昇しています。看護師のB子さんはそれを見て怒り、怒られたAさんは、3回目の診察日に現れませんでした。

第2章-7（p.70）で承認の種類の1つである「褒める」についてお話ししました。この項目では「褒める」以外の承認について説明します。

気持ちを伝える

自分が気づいたこと、また感謝の気持ちをそのまま言葉にして認めることです。あなたの気持ちをしっかりと相手に伝えましょう。この例文は第2章-9（p.78）で説明する「Iメッセージ」や「Weメッセージ」を使っています。これらのメッセージを用いることで、より気持ちが伝わりやすくなります。

【例】

「肝機能の数値がよくなって、スタッフみんなが喜んでいます」

「よく気がついてくれるから、（私は）仕事がしやすいわ」

事実を伝える

事実を伝えるとは、相手の言動や外見などを含めて、それらの**事実をそのまま言葉にして相手に伝えること**です。これは「**事実承認**」といわれており、簡単に実行できるわりには効果の高いスキルです。事実承認を行うことによって、相手は「この人は自分のことを気にかけてくれている」「自分に関心をもってくれている」という気持ちになります。事実は、相手が承認されることを期待していないことがほとんどなので、その部分を承認されることによって「自分は認められている」と実感し、モチベーションアップが期待できます。また、信頼関係の構築にも役立ちます。

【例】

「毎日、きちんと記録をつけられていますね」

「一人でこれだけ準備をするのは、時間がかかったでしょう」

表 ● 怒ると叱るの違い

	伝え方	相手側に起こりうる反応
怒る	• 不快な気持ちを感情に任せ、一方的に相手へぶつける • 相手を一面的にしか捉えない • 場当たり的にきつい言葉を投げかける • 伝える側のストレス解消になるだけ	• 相手の思考力・判断力を鈍らせる • 相手に敵意・憎悪の念を抱かせる • 相手の成長は見込めない
叱る	• 相手を冷静に捉える • 患者さんの成長を願って諭す • 愛情を込めて伝える • タイミングよく伝える • 問題点とその理由、自分の気持ちを伝える	• 相手に考えさせる • 相手の気持ちを安定させる • 相手の成長が見込める

叱る

　最近の教育の概念によって、とにかく「褒めることが大切」と思っている人もいるかもしれません。しかし、時には「**叱ることも大切**」なのです。患者さんや部下など、相手の成長を願うときは、本気で叱りましょう。「叱る」ポイントは、**問題点となる現状を客観的な理由と併せて説明し、今の自分の気持ちを正直に相手へ伝えること**です。「あなたの体調がよくなることを願っていますよ」「あなたが成長してくれると信じているわ」という相手の成長を願う気持ちを伝えるために、信念と自信をもって真剣に叱ることができれば、その熱意と本気は相手に伝わり、改善に向けて努力をしてくれることでしょう。ただし、「怒る」と「叱る」は、まったく異なるものなので、その点は注意しましょう（**表**）。

【怒るの例】

　「こんなにひどい高血圧をなぜ今まで放置していたのですか！ 血管が切れてしまいますよ！」

　「もう、何やっているのよ！ 早くして！」

【叱るの例】

　「こんなにひどい高血圧のままでは、ご家族を心配させることになるのでは

と気になっています」

「あなたの遅れが、みんなの仕事に影響することを理解しないといけない
わ」

任せる

　コーチングの大前提は、「人には無限の可能性があり、相手のその可能性を
信じること」です。その前提に基づき、**あることをその人に任せることは、
言葉以上の力強い承認**になります。コーチングでは、双方の信頼関係が築か
れたあと、相手から信じて任せてもらえることで、真に成果を発揮し、時と
して能力以上の成果を出すこともあります。ただし、任せっきりではいけま
せん。目標や責任が大きいときほど、心理的にも不安な状況に陥りやすいの
で、適度にフォローを入れることも必要です。「任せて任さず」とは松下幸之
助氏の言葉です。任せっぱなしにするのではなく、**任せたあとのフォローも
重要**であるということを諭しています。

【例】

「あなたがおっしゃった目標、来月までがんばってやってみましょう」

「あなたが提案したあの仕事、その後どうなっている？」

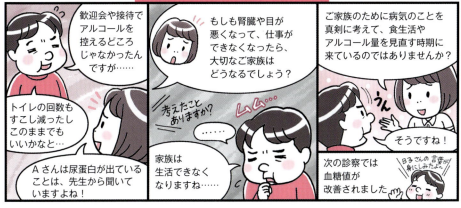

　２回目の外来時にＢ子さんは問題点となる現状を客観的な理由と併せて説明し、今の自分の気持ちをＡさんに伝えました。

　３回目の診察では、血糖値の改善がみられました。Ａさん自身も「Ｂ子さんの言葉が身にしみた」と話していました。

おさらいワンポイント

- 承認の種類には、「褒める」に加えて「気持ちや事実を伝える」「叱る」「任せる」などがある。
- 「叱る」は「怒る」とは異なり、相手の成長を願って、問題点となる現状を客観的な理由と併せて説明し、今の自分の気持ちを正直に相手に伝えることである。

9
承認の伝え方：
You、I、Weメッセージ

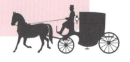

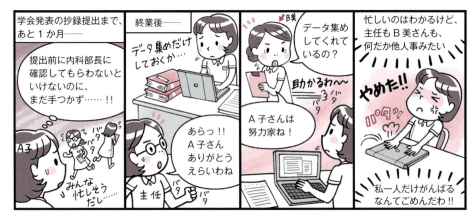

　内科病棟勤務の看護師A子さんは、今度、病棟で学会発表をする予定の研究チームのメンバーです。抄録提出まであと1か月、その前に抄録を内科部長に確認してもらわなくてはなりません。それなのに、研究メンバーはみんな忙しそうで誰も手をつけず、肝心のデータ整理がまったく進んでいません。
　A子さんは、仕方なく終業後、患者さんのデータを集め始めました。すると、研究メンバーの看護主任や研究メンバーの看護師B美さんが声をかけながら通り過ぎていきました。ただ、A子さんはよい気持ちがせず、データ集めをやめてしまいました。

「承認」とは、相手の考えや発言、言動、人格など「**存在そのものを認めているということをメッセージとして伝える**」ことであると何度かお話ししてきました。この項目では、このメッセージによる承認の伝え方についてお話しします。

承認の伝え方

承認の伝え方には、「**You（あなた）メッセージ**」「**I（私）メッセージ**」「**We（私たち）メッセージ**」の3種類があります。

1) You メッセージ

「You メッセージ」とは、「あなた」つまり「相手」を主語とする承認の仕方をいいます。「あなた」という言葉を使わなくても、相手が主語であれば、You メッセージとなります。たとえば、以下のような言葉です。

【例】

「あなたの笑顔、素敵ね」

「（あなたは）がんばっているわね」

「（あなたは）えらいわね」

2) I メッセージ

「I メッセージ」とは、「私」つまり「自分」が主語で始まるメッセージのことをいいます。このメッセージは、メッセージを伝える「私」が考えていることや感じたことを伝えることになるので、「**その言葉どおり相手に伝わる**」という利点があり、相手も素直にそのメッセージを受け取ることができます。

【例】

「（私は）あなたの明るさにいつも元気をもらっているわ」

「（私は）がんばっているあなたを見て勇気づけられたわ」

「（私は）あなたのがんばりに励まされたわ」

3) We メッセージ

「We メッセージ」とは、「私たち」が主語で始まるメッセージのことをい

います。このメッセージは、「I メッセージ」と同様、その言葉どおり相手に伝わるのに加え、「**自分と相手との距離がより近くなり、一体感を生み出す伝え方**」です。

【例】

「チームのみんなが、あなたの明るさにいつも元気をもらっているわ」

「ここにいるみんなが、がんばっているあなたを見て勇気づけられたわ」

「私たちは、あなたのがんばりに励まされたわ」

I メッセージ、We メッセージで伝える

「承認」には、上記のような 3 つの伝え方がありますが、相手との信頼関係がどの程度構築できているかによって、相手の受け止め方が異なります。相手のことをよく知らない場合は、「I メッセージ」または「We メッセージ」で伝えるのが無難でしょう。「You メッセージ」は、言っている人の本心が相手に伝わらず、「おだてられた」「他人事のように言うのね」などとマイナスに受け取られる場合があることを念頭に置く必要があります。

「I メッセージ」や「We メッセージ」は、すこしトレーニングをすれば、自然と使うことができるようになります。ぜひ日ごろから意識して用いる習慣をつけてみてください。

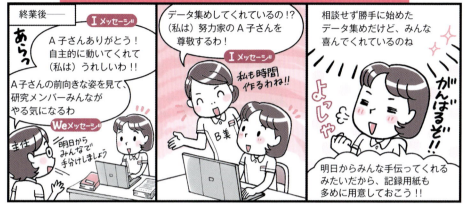

看護主任もＢ美さんも「Ｉメッセージ」や「Ｗｅメッセージ」でＡ子さんに自分の気持ちを伝えました。すると、Ａ子さんはうれしくなり、前向きな気持ちになりました。

おさらいワンポイント

- 承認の伝え方には、「You（あなた）メッセージ」「I（私）メッセージ」「We（私たち）メッセージ」の３種類がある。
- 「Ｉメッセージ」や「Ｗｅメッセージ」を用いるとその言葉どおり相手に自分の気持ちが伝わり、さらには相手との距離を縮め、一体感を生み出すことができる。

10
4つの
コミュニケーションタイプ

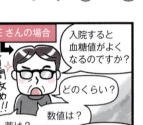

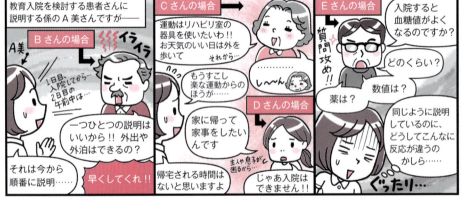

　糖尿病外来看護師のA美さんは、糖尿病患者さんが教育入院を検討する際に説明をする係です。しかし、いつも同じように説明しているのに、患者さんによって反応が違うことにとまどっています。どのように説明したら、みんなスムーズに納得してくれるのでしょうか？

同じ言葉がけでも受け取り方が異なる

人には育った環境や立場、性格などによって培われた自分自身のコミュニケーションスタイルがあります。そのため、同じ言葉をかけても人によって受け取り方が違ってきます。どのような言葉でやる気が起こるか、あるいはやる気が失せるかは、人それぞれ異なります。この項目では、行動パターンから分析された「**コントローラー**」「**プロモーター**」「**サポーター**」「**アナライザー**」という4つのコミュニケーションタイプ（図）についてお話しします。

4つのコミュニケーションタイプ

「コミュニケーションのタイプ分け」は、株式会社コーチ・エィが多数例の調査分析をもとに開発したもので、本来のコーチング概念には存在しません。**しかし、個々の行動パターンを意識することで、相手とのコミュニケーションがとりやすくなります。**それにより、コミュニケーションによるストレスを軽減することができるため、有用なツールの1つといえます。

ただし、人の行動パターンは置かれた環境によって変化するため、一概に決めつけることができないことも念頭に置いておく必要があります。たとえば、筆者の場合、仕事で決断を下すことを求められるときは「コントローラー」、大勢の人との交流やコーチングセミナーをする場合は、場を盛り上げる「プロモーター」、家族の前ではやさしい母親の「サポーター」、研究や執筆をする際は、論理的な「アナライザー」になります。

タイプ分けは、簡易版[1]やチェックリスト[2]などを使って診断することができますが、筆者のコーチングの師匠である柳澤氏が示した4つのタイプの特徴によって、職場の同僚や患者さんが、どのタイプに当てはまるのかを判断し、コミュニケーションに活用していきましょう[3]。

「親分肌な人」

コントローラー

職場
- 場を支配する ● 腕組み、足組みをよくする
- 行動的でエネルギッシュ ● 声が大きい
- 決断力がある ● ペースが速く、結論を急ぐ
- 指示されると反発する

患者さん
- 入院すると大部屋の主、しかし礼儀正しい
- 病状説明は結論を急ぐ
- 手短に要領よく話さないとイライラする
- わがままをぶつけてくるときがあるが、ストレートに受けるほうがよい

「楽しい人」

プロモーター

職場
- アイデアが豊富 ● 想像力と先見性がある
- 夢を語るのが好き ● 身振り手振りが多い
- 「すごい！」「最高！」など感嘆符「！」が多い
- 擬音語が多い

患者さん
- 飽きっぽい
- 病気をよくするアイデアをたくさんもっている
- 禁じ手は「アイデアを頭ごなしに否定すること」

「いい人」

サポーター

職場
- 人を援助することが好き
- 面倒見がよく、協調性がある
- 聞き上手、気配り上手
- あたたかみのある癒やし系

患者さん
- いわゆる「いい患者さん」
- 自分より家庭を優先する傾向がある
- すこしぐらいのつらさはがまんしてしまう

「クールな人」

アナライザー

職場
- データや分析を大事にする
- 慎重で完璧主義
- 論理的、客観的で冷静
- 頑固でまじめ、粘り強い

患者さん
- いわゆる「冷静な患者さん」「粘り強い患者さん」
- データを細かく記録する（データが命）
- はじめての入院はデータがないので不安
- 禁じ手は「治療方針の決定を急がせること」

図 ● 4つのタイプの特徴

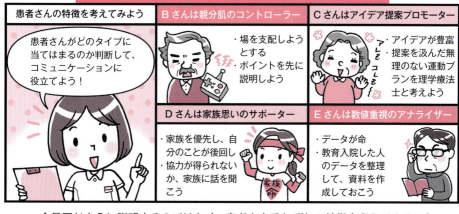

　全員同じように説明するのではなく、患者さんそれぞれの特徴を考えてみることで、説明や説得がスムーズになります。

> **おさらいワンポイント**
>
> - 4つのコミュニケーションタイプを意識することで、相手とのコミュニケーションがとりやすくなり、コミュニケーションによるストレスを軽減することができる。

---引用・参考文献---

1) 鈴木義幸. "自分のタイプを知ろう". 図解コーチング流タイプ分けを知ってアプローチするとうまくいく. 伊藤守監修. 東京, ディスカヴァー・トゥエンティワン, 2006, 8-9.
2) 前掲書1). "まわりの人のタイプを知ろう". 24-7.
3) 鱸伸子ほか. ニュートリションコーチング. 柳澤厚生編著. 東京, 医歯薬出版, 2006, 155p.

11

コミュニケーションタイプ①
コントローラー

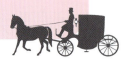

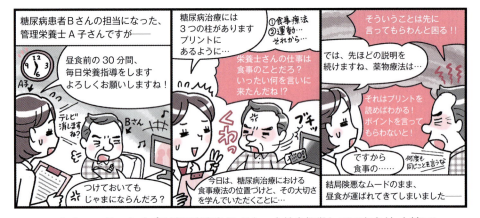

　コントローラータイプの糖尿病患者Bさん。会社を経営していますが、血糖コントロールが悪くなり、教育入院をすることになりました。昼食前の30分間は、栄養指導が入っています。管理栄養士のA子さんは、急いで病室へ向かいました。
　A子さんはていねいな説明を心がけましたが、Bさんは怒り出し、険悪なムードのなか、昼食が運ばれてきました。A子さんは、あわてて簡単に食事の説明をし、病室をあとにしました。

「場を支配する」コントローラー

　コントローラータイプの人は、組織をまとめ、みんなをぐいぐいと引っ張っていってくれる「親分肌」のイメージがぴったりとくるような人を指します（図）。

　医療現場においては、各部門の管理職や院長、理事長などに多いタイプです。組織全体をバランスよく運営し、大事な決断をするときには欠かせない存在です。しかし、頑固なところがあり、周囲の意見を聴くことが苦手で、自分よりパワーをもっている人に対しては、敵対意識をもつことがあります。何よりも人にコントロールされることを嫌うため、指示命令的な口調で言うと反抗的な態度をとります。

1）上司の場合

　コントローラータイプの上司がいる職場は、うまくいっている場合、活気があり1つにまとまっていきます。しかし、部下の話を聴かない一方的なコントローラータイプの上司の場合、現場でのトラブルも多く、離職率が高くなります。

2）部下の場合

　自分の部下がコントローラータイプの場合は、仕事がやりにくいと感じることもあるでしょう。指示命令を嫌うため、ことごとく反発してきます。

3）患者さんの場合

　患者さんがコントローラータイプの場合は、ふんぞり返って腕組みをし、「自分はものわかりがいいんだぞ」という顔をします。何か説明をすると、自分の意見やコメントを一言付け加えます。無意識に「自分は支配されないぞ」とアピールしているのです。

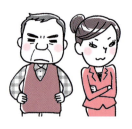

自己表現
- 姿勢がよく堂々とした態度で自信ありげな表情
- 腕組みや足組みをよくする
- 声が大きく、ストレートな物言い
- 「〜すべきである」「〜のはず」を連発する
- 決めつけた言い方で語尾が断定的

行動パターン
- 支配的、威圧的な態度や言動
- 行動的で決断力がある
- 仕事や決断のスピードが速い
- 人の話を聴かず、結論を急ぐ
- 相手が遅いとイライラする

図 ● コントローラータイプの特徴

コントローラータイプへの接し方

1) 上司の場合

　コントローラータイプの上司に対して、いつも言いなりになって意見を言わないようにしていると「何もできない頼りにならない人」と思われるかもしれません。**くどい説明やあいまいな表現は避け、まずは結論から先に単刀直入に言う**ようにします。上司だからといって、変に気を使い、ていねいにくどくど話そうとすると途端に機嫌が悪くなり、イライラし始めるので気をつけるようにしましょう。

　また、コントローラータイプの上司は、質問されることを嫌います。構造上、質問は質問する側がコントロール権をもつことになるからです。ですから、コントローラータイプの上司から教えを乞う場合は、「○○の理由で、××について教えていただけますか」と言うようにし、上司にコントロール権がある伝え方をします。また、要望する場合も、単刀直入に「○○の理由で、××をしていただきたいのですが」と言うようにします。

2) 部下の場合

　コントローラータイプの部下に対しては、**承認スキルを使い、可能な限り**

仕事を任せるようにします。目標を示し、「任せるわ」と言うだけで十分です。また、コントローラータイプの部下からの報告は、単刀直入に結論から入ってくるため、情報が少ないなと感じることがあるでしょう。その場合は、質問攻めにするのではなく、「もうすこしくわしく教えてくれないかしら？」と情報提供を求めるようにします。

3) 患者さんの場合

コントローラータイプの患者さんは、自尊心が高く「〜してください」「〜しなければダメですよ」と指示されるのが大嫌いです。しかし、自分が優秀であることを見せたいと思う傾向があり、「難しいですか？」という問いかけに「はい」と認めるのも嫌います。肯定的な返事をもらいたいときは、「（血圧改善のために）減塩をなさるのは難しいでしょうか？」のように否定的に問いかけてみましょう。そして、**選択権を相手に与え、「自分で決断した」という気持ちをもたせることが大切**です。

また、決断のスピードが速いため、相手にもスピード感を要求します。**結論を単刀直入に伝えたあと、説明するように心がける**必要があります。よい結果が出たときは、おだてるような褒め言葉は禁物です。事実をシンプルに伝えるのが効果的です。

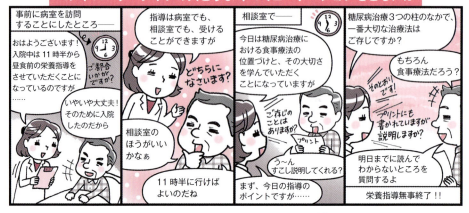

　コミュニケーションタイプがあることを知ったＡ子さんは、患者さんのもとへ行く前に、ナースステーションで患者さんの情報を担当看護師から得るようにしました。看護師の話から推測すると、Ｂさんは「コントローラータイプ」のようです。

　昼食前の栄養指導が始まる朝、Ａ子さんは事前に病室訪問をしました。Ｂさんの都合を伺い、場所も選んでもらったところ、Ｂさんはきちんと相談室に来ました。Ａ子さんは端的にポイントを先に話すように心がけ、栄養指導は無事に終了しました。

おさらいワンポイント

- コントローラータイプの人には、まず単刀直入に結論から伝えたのち、説明することを心がける。
- 指示命令を避け、「どの方法にされますか」と選択権を相手に与えるようにする。

引用・参考文献

1) 鱸伸子ほか．"タイプ別コミュニケーションを使う"．ニュートリションコーチング．柳澤厚生編著．東京，医歯薬出版，2006，66．

12

コミュニケーションタイプ②
プロモーター

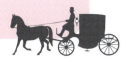

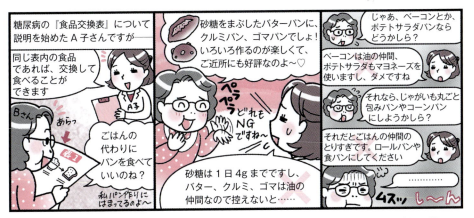

　プロモータータイプのBさん、仕事を定年退職後、地域活動やおけいこごとに忙しい毎日を送っています。今回、血糖コントロール不良のため教育入院することになりました。昼食前の30分間の栄養指導を行うために管理栄養士のA子さんは、病室を訪問しました。今日の内容は、『糖尿病食事療法のための食品交換表』についてです。

　手作りパンについていきいきと語るBさんの発言には問題がいっぱい。A子さんはその間違いを正しましたが、Bさんは徐々にトーンダウンしてしゃべらなくなってしまいました。

「場を盛り上げる」プロモーター

プロモータータイプの人は、社交的、友好的で人に刺激を与えることにワクワク感をもちます。いつも明るく表情豊かで、話をするときは身振り手振りを使い、誰からも好印象をもたれるような人を指します（図）。

このタイプの人は、人の輪の中心になり、みんなから注目されることが好きです。また、創造力があり、インスピレーションで行動に移すような傾向があります。行動的で夢はいっぱい、好奇心が強く、誰かの二番煎じになるのが嫌いです。新しいアイデアを試す、新しい仕事に挑戦するといったことがモチベーションの源となります。褒めるとやる気を出すのがこのタイプです。しかし、飽きっぽいのが最大の欠点です。

1）上司・部下の場合

上司、部下など上下は関係なくプロモータータイプの人がいる職場は、明るく楽しい雰囲気となります。感情表現が豊かで物事をクリエイティブに促進していきます。短期的な計画はノリノリでこなしますが、長期的にコツコツと進めなければならない計画の実行は苦手です。古い習慣や規則、これまでの前例といったものにとらわれないので、保守的な職場や人間関係のなかでは、誤解や衝突を起こしやすく、ストレスがたまってしおれてしまいます。

2）患者さんの場合

患者さんがプロモータータイプの場合、生活習慣などの改善策をつぎつぎと提案してきます。医療スタッフから決まりきったことを押しつけられたり、自分のアイデアを否定されるとモチベーションが下がってしまいます。

プロモータータイプへの接し方

1）上司の場合

プロモータータイプの上司に自分のプランに賛同してもらいたい場合、詳細な情報提供やその情報の整合性を最初から伝える必要はありません。理詰

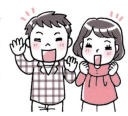

自己表現	行動パターン
・声や表情が明るく感情表現が豊か ・「すごい！」「最高！」など感嘆符（！）が多い ・「バンバン」「ガンガン」など擬音語が多い ・身振り手振りが多く、早口で抑揚のある話し方 ・決めつけた言い方で語尾が断定的 ・おしゃべり好きで、話が飛びやすく展開も速い	・アイデアが豊富で創造力、先見性がある ・夢を語るのが好きでエネルギッシュ ・人と活気のあることをするのが大好き ・話の展開が速く、聞き手がついてこられなくなる ・目立ちたがり、お調子者と思われることがある ・新しいことを始めるのが得意だが飽きっぽい

図 ● プロモータータイプの特徴

めで迫られたりすることは苦手なので、まずはそのプラン実行後の将来像を話すようにします。また、注目されることを好む反面、周囲の評価を気にしやすく、批判されるのを嫌います。ですから、現状の批判にならないよう「提案」というかたちで改善策と将来像を伝えるようにします。**プロモータータイプの上司の脳裏に絵が描かれるように語ること**がポイントです。

2）部下の場合

　プロモータータイプの部下は、コントローラータイプと同様、仕事を任されたいタイプです。細かいことは言わずに「あなたに任せるわ！」の一言でやる気が出ます。しかし、飽きっぽい性格のプロモーターなので、**肯定的な承認をタイミングよく定期的に行う**ことで、自発性やモチベーションを維持させることができます。コントローラータイプと異なり、「すごい！」「さすが！」というような感嘆符のついた褒め言葉をかけても深読みすることなく、素直に喜び、より力を発揮するようになります。

3）患者さんの場合

　プロモータータイプの患者さんは、決まりきったことばかりさせられたり、

医療スタッフ側のやり方を押しつけられるとモチベーションが下がります。**つねに新しいアイデアを考えようとするので、その考えを尊重し、あなたが主役ですという立場をとり「すごいですね！」「もっと聞かせてください！」といったあいづちを入れながら傾聴し、相手の意見やアイデアをひき出します**。非現実的なアイデアもたくさん出てきますが、否定的な言葉を絶対に投げかけないようにし、モチベーションを下げないように気をつけましょう。また、情報を集めずに見切り発車をするところがあり、計画性や緻密さに欠けるところがあるので、「今お話しいただいたなかで、どの方法がいちばん効果的ですか？」「そのアイデアの成功率は、今の段階で何％くらいですか？」「具体的には何から始めますか？」などの質問を行い、行動や計画の根拠、データの確認、途中経過のチェックを早い段階でこまめにすることが必要です。

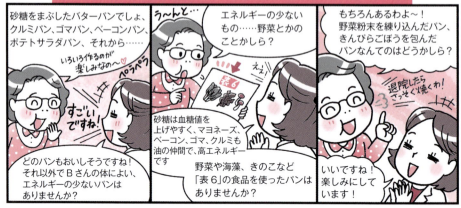

パン作りについて語るBさんに対してA子さんはあいづちを入れながら傾聴し、タイミングよく褒め言葉による承認を行いました。否定することなく、意見やアイデアを引き出すA子さんの指導に、Bさんからは食事の工夫が出てきました。

おさらい ワンポイント

- プロモータータイプの人には、否定的な言葉は禁句である。
- 定期的にタイミングよく感嘆符のついた褒め言葉で承認を行うことで、モチベーションをアップできる。
- 計画性や緻密さに欠ける点を効果的な質問で補うようにする必要がある。

引用・参考文献

1) 鱸伸子ほか. "タイプ別コミュニケーションを使う". ニュートリションコーチング. 柳澤厚生編著. 東京, 医歯薬出版, 2006, 71.

こんなときどうする？お悩み解決 Q&A

Q2 患者さんが問いかけに対して正直に話してくれず、困っています。

A このような場合、われわれ医療スタッフは、「患者さんには正直に話せない理由がある」と考えなければなりません。コミュニケーションをとる環境設定がふさわしくないのかもしれませんし、あなたと患者さんとのあいだに信頼関係が成り立っておらず、「こんなことを話すと卑下されるのではないか」と患者さんが不安に思っているのかもしれません。Q1（p.14）と同様、コミュニケーションをとる場に気を配り、「今日はあなたの話を否定せずに時間の限り聴きますよ」という姿勢を見せることで、すこしずつ胸のうちを語ってくれるかもしれません。自分自身のマインドセットを行い、先入観のない白紙の心で辛抱強く、傾聴と承認のスキルを使って患者さんの話を聴きましょう。

13

コミュニケーションタイプ③
サポーター

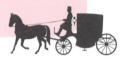

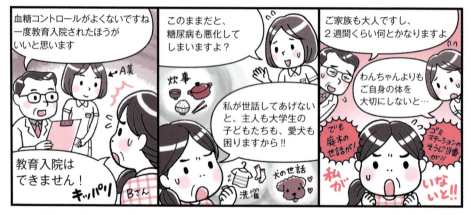

　サポータータイプの主婦Bさんは、夫と大学生の子ども2人と愛犬の4人＋1匹暮らしです。このたび血糖コントロール不良のため、医師から教育入院をすすめられていますが、いろいろな理由をつけて入院を断ってきます。おもな理由は「（夫と子どもたちの）食事、洗濯など私が身の回りの世話をしてあげないと家族が困るから」「犬の散歩もエサやりも私がしているから」というものです。挙句の果てには、「庭木の世話、町内会のゴミステーションのそうじ当番なども自分がしないと周りが困る」と言い出し、医師も糖尿病外来看護師のA美さんも困ってしまいました。

「和を大切にする」サポーター

　サポータータイプの人は、俗にいう「いい人」です。このタイプにとって大切なことは「人間関係」で、とにかく人との「和」を大切にします。周囲の人の気持ちに敏感で、人の視点に立ってものを見るのが得意な、気配り上手といわれる人です。**人を援助することを好み、自分のことよりも相手のことを優先する**傾向にあります（**図**）。

　心身ともに人の助けを求めている患者さんに奉仕する医療現場のスタッフに一番多いタイプです。しかし、人との和を大切にするあまり、自分の感情は抑えがちで、ストレスをためやすいタイプともいえます。人の期待に応えようとする行動をとる一方、無意識に相手からの感謝や愛情を求めています。

1）上司の場合

　サポータータイプの上司は、コントローラータイプやプロモータータイプのように、みんなをぐいぐいと引っ張っていくのではなく、みんなの合意を取りながら、協力して一緒に目標に向かって進んでいきましょうというスタンスを取ります。

2）部下の場合

　サポータータイプの部下の場合、少々のつらいことはがまんします。がまんの限界は、ほかの3つのタイプよりもはるかに高く、自分の感情をおもてに出さないため、がまんしていることに周囲が気づかないことがあります。一度限界を超えると「誰もが予想しなかった突然の辞表」となります。

3）患者さんの場合

　患者さんがサポータータイプの場合、とても穏やかで、自分のことよりも周りの人を気遣う傾向があります。入院が必要な場合でも、「夫や子どもが困る」「犬の散歩をしないといけない」という理由で、入院を断ることがあります。

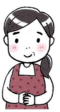

自己表現
- あたたかみのある声と穏やかな口調
- やさしく柔和な表情
- ゆったりとした話し方
- 受容的な態度で相手に安心感を与える
- 人に自分のやさしさを伝えようとする

行動パターン
- 人を援助することが好き
- 人の感情に敏感で気持ちを汲み取ることが得意
- 人の期待に応えようと無理をして行動してしまう
- 仕事よりも人間関係を優先させる
- 職場では、協調性が高く、意欲もある

図 ● サポータータイプの特徴

サポータータイプへの接し方

1）上司の場合

　サポータータイプの上司は、周囲との合意を大切にするあまり、つい相手の期待にそった回答をしてしまう傾向にあり、詰問調に質問されると、その傾向はさらに強まります。ですから、このタイプの上司に質問する際は、「大変そうですね」「何かお手伝いすることはありますか？」「お体は大丈夫ですか？」といったような気遣いを示し、安心感を与えることが必要です。そして、たとえ「大丈夫」という答えが返ってきたとしても「いつでも力になります」といったフォローの言葉をかけます。また、部下の要望には、基本的に「イエス」で返してしまいがちです。とくに「これをしてくださると、とても助かるのですが」といった表現で要望されると、めったなことでは断りません。部下から気遣いなく、いろいろと要望されたり、詰問されたり、決断を迫られたり、仕事を丸投げされることを嫌います。

2）部下の場合

　サポータータイプの部下は、仕事を抱えてしまいがちで、オーバーワークで困って苦しむことがあります。丸投げされることを嫌うため、つねに存在を意識し、「大丈夫？」「うまくいっている？」といった承認の声かけをし、

オーバーワークになっていないかどうかチェックする必要があります。**サポータータイプは声をかけてあげるだけで元気になり、成長していきます。** また、このタイプの部下に、結論から端的に話すことを期待してはいけません。結果だけでなく、過程も聞いてあげることによってモチベーションを高めることができます。

3) 患者さんの場合

サポータータイプの患者さんは、健康になることが自分よりも周囲のためであるとわかると、モチベーションが高くなり、積極的に治療を受けるようになります。**「あなたが健康になれば、家族の方が喜びますね」と声をかけてみましょう。** また、他人の気持ちにはとても敏感ですが、自分自身の気持ちは見失いがちで、それをうまく伝えるのも苦手です。「あなたの考えを聞かせてくださいますか？」「本当は、ご家族にどのようなサポートをしてほしいと思っていらっしゃるのですか？」と質問し、**自分の願望を口に出して話してもらうような声かけをしましょう。** また、周りのリソース（資源）に目を向けさせるような質問も効果的です。

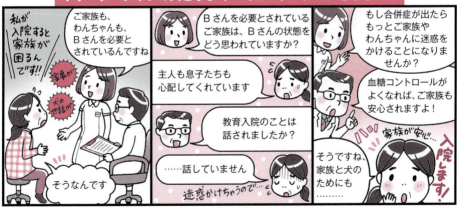

教育入院を断るＢさんに対して、Ａ美さんと医師は健康になることが自分よりも周囲のためであると説得しました。すると、Ｂさんは入院することを決意しました。

おさらい ワンポイント

- サポータータイプの人には、つねに存在を承認し、声かけを意識して行うようにする。
- 仕事や病気よりも人間関係や周りの人を気遣う傾向があるため、がまんしすぎていないかどうか、無理をしていないかどうかを質問により聞き出すように心がける必要がある。

引用・参考文献

1) 鱸伸子ほか. "タイプ別コミュニケーションを使う". ニュートリションコーチング. 柳澤厚生編著. 東京, 医歯薬出版, 2006, 77.

こんなときどうする？お悩み解決 Q&A

Q3 指導側からの一方的な提案になってしまいがちなのですが、どうしたらよいでしょうか？

A 指導側が一方的と感じている場合は、提案ではなく「指示命令」にあたります。医療スタッフが患者さんに一生懸命心を込めて伝えたとしても、患者さん自身が「無理難題を押しつけられた」と感じている場合も、当然、提案ではありません。提案が機能する状況は、「相手よりもあなたのほうが専門知識や情報をもっている」「相手に新たな選択肢を提示することによってプロセスやゴールが明確になる」「相手にとってその情報が必要である」という3つの条件がそろっている場合です。そして、提案を効果的に伝えるには5つのコツがあります（p.110）。このコツを順守することによって、患者さんは専門家としてのあなたの提案にしっかりと耳を傾け、なりたい自分に向かって行動するようになるでしょう。

14

コミュニケーションタイプ④
アナライザー

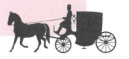

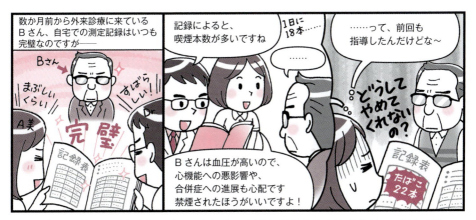

　数か月前から外来診察に来るようになった元公認会計士のBさんは、アナライザータイプです。医師から指示された毎日の血糖値、体重、血圧、喫煙本数の記録は完璧です。ただ、記録を見ると毎日1～2箱の喫煙があり、血圧が高く、心機能への影響や合併症の進展も考えられることから、医師に禁煙をすすめられています。しかし、医師や担当看護師のA美さんが、いくらすすめても一向に禁煙する様子は見られず、A美さんは困ってしまいました。

「いつもクール」なアナライザー

アナライザータイプの人は、ミスを嫌い、つねに「完璧さ」を求めます。プロモータータイプのように単なるノリや夢だけで行動を起こすことは、絶対にありません。具体的な数値や情報を大切にし、それをもとに分析し、計画を立てて、その計画を忠実に実行することにかなりのこだわりをもっています（図）。

そのため、アナライザータイプの人から見ると、プロモータータイプは、「おおざっぱで、軽薄な人」と映ります。一方、プロモータータイプの人から見ると、アナライザータイプは、「細かすぎて、なかなか決断できない優柔不断な人」と映ります。「石橋を叩いて渡る」ということわざがありますが、アナライザータイプの人は、石橋にすこしでも不安要素があれば、結局渡らないという選択をすることもしばしばです。口数が少なく、数値や情報を大切にするあまり、「事務的で冷たい人」と思われることもあります。しかし、いったん納得して行動を起こすと、粘り強く最後まで完璧にやり遂げようとします。

1) 上司の場合

アナライザータイプの上司は、コントローラータイプやプロモータータイプのように、みんなをぐいぐいと引っ張っていったり、サポータータイプのように、みんなで協力してやっていこうという援助の姿勢で接したりすることはあまりありません。正確な数値や情報を大切にするあまり、神経質でとっつきにくく、要望を受け入れてくれにくいという印象を部下に与えるかもしれません。

2) 部下の場合

アナライザータイプは、無から有を生み出すのは得意ではなく、このタイプの部下は、仕事を一任されるととまどってしまうかもしれません。ある程度、客観的な情報があり、方向性が見えた仕事を与えることにより、力を発揮することができます。また、正確に話そうとするあまり、一からていねい

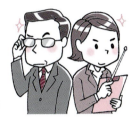

自己表現
- 明確で理論的な話し方
- 具体的な数値や情報を会話に折り込む
- 感情を顔や言葉に出さず、冷静な印象
- じっくり言葉を選びながら答える
- 自分のことはあまり話さない
- プライベートなことを話すのは信頼の証

行動パターン
- 慎重、堅実で失敗や間違いが嫌い
- 物事に取り組むときはデータを集め、分析する
- 系統立ったことや規則を好む
- 粘り強く最後までやり遂げようとする
- 人間関係や環境の急激な変化に弱い
- 一人でいることが苦にならない

図 ● アナライザータイプの特徴

に話す傾向があるため、コントローラータイプやプロモータータイプの上司は、イライラして急かしてしまうかもしれません。

3）患者さんの場合

患者さんがアナライザータイプの場合、日々の食事内容や血液データ、体重測定の記録などは非常に正確に行ってきます。しかし、その反面、なかなか行動が伴わないというケースがしばしば認められます。

アナライザータイプへの接し方

1）上司の場合

アナライザータイプの上司は、漠然とした主観的な発言を求められることを嫌います。また、じっくりと考えて立案した計画の変更を迫られることも嫌います。「○○のリスクが考えられるため、××への変更を提案したいのですが、お考えを聞かせていただけませんか？」のように、**客観的に答えられる質問をする**ようにします。ただし、根拠が希薄な場合、即答はしないため、時間がかかると思っておかなければなりません。

2）部下の場合

　アナライザータイプの部下は、とても勉強家で緻密で、粘り強いという強みがあります。しかし、情報がなければ行動に移すことはしないので、なるべく正確な情報を前もって伝えるようにします。また、プロモータータイプの部下を褒めるような感嘆符（！）のついた褒め言葉は、このタイプの部下には通用しません。**正確に、具体的な事実を示しながら褒める**ことが大切です。

3）患者さんの場合

　アナライザータイプの患者さんは、とにかく正確に記録することに情熱を注ぎます。測定を行った時刻や天気はもちろんのこと、担当の医療者の名前や性格、会話の内容、入院中であれば、入院食の料理と器の関係についてまで、こと細かく記録する患者さんもいます。とにかく数値と情報を大切にしているため、納得するまで、できる限りの情報を集めて分析しようとします。そのため、医療者側も粘り強く情報提供をし、患者さん自身が納得するまでつき合っていくという気持ちが重要です。「そんなところにまでこだわる必要はありません」「神経質ね」といった発言をしてしまうと、患者さんの信頼を失うことになります。**行動変容が見られない場合は、「何かほしい情報はありませんか？」と質問をすることが大切**です。

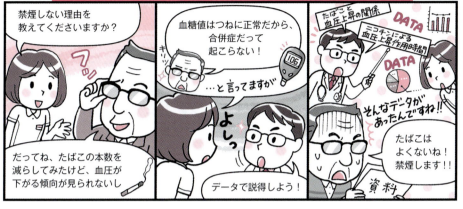

　A美さんは、禁煙しないBさんの考えをじっくりと聴く時間をもちました。よく聴いてみると驚くようなことがわかりました。Bさんの主張は、「たばこの本数を減らしてみたが、血圧は下がる傾向が見られない」「血糖値はつねに正常であり、血糖値が正常であれば合併症は起こらない」というものでした。

　そこでA美さんは、医師にBさんの考えを伝え、医師と相談しながら、情報提供の資料を作成し、Bさんに渡しました。

　資料を見たBさんは、今までの考えが間違っていたことに気づいたようでした。次の外来時には、禁煙を開始したことを話しました。まだ血圧の数値は高いですが、以前に比べるとすこし減少傾向が見られました。

おさらい ワンポイント

- アナライザータイプの人には、本人がほしい情報を納得するまで提供する必要がある。
- 数値や情報をもとに分析を行い、納得すれば行動変容に結びつくが、時間がかかる。
- 感嘆符（！）のついた褒め言葉は厳禁で、正確に、具体的な事実を示しながら褒めることが大切である。

―――― 引用・参考文献 ――――

1) 鱸伸子ほか．"タイプ別コミュニケーションを使う"．ニュートリションコーチング．柳澤厚生編著．東京，医歯薬出版，2006，83．

15

効果的に提案するにはコツがある①
指導と提案の違い

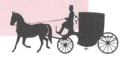

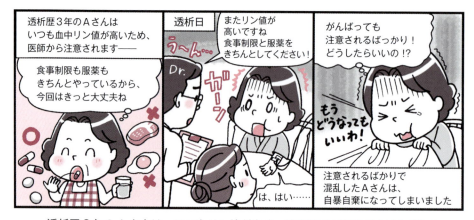

　透析歴3年のAさんは、いつもリン値が高く、検査結果の返却があるたびに食事と服薬をきちんとするように医師から注意されます。リンの多い食品を中心に食事もかなり減らしており、リン吸着薬も服用しています。それなのに、注意されるばかりで何をどう食べてよいかわからなくなり、自暴自棄になってしまいました。

指導と提案の違い

　医療現場では、「患者指導」「服薬指導」「栄養指導」「後輩指導」というように「指導」という言葉がよく使われます。はたして、この「指導」という言葉には、どのような意味があるのでしょうか？ そして、コーチングの基本スキルの1つである「提案」とは、どのような違いがあるのでしょうか？

　この項目では、「指導」と「提案」という2つの言葉の意味の違いから、どのように相手へ知識や経験などを伝えていけばよいのかをお話しします。

1) 指導

　「指導」という言葉を辞書で引くと、「ある意図された方向に教え導くこと」と記されています。これを医療現場に置き換えると、「医療スタッフや上司自身が、正しいと思っている方向へ、患者さんや部下を教え導くこと」となります。つまり、患者さんや部下の意思とは無関係に、正しい方向性かどうかの判断は、医療スタッフや上司に委ねられることになります。そのため、コミュニケーションの偏りが生じやすくなり、医療スタッフや上司から患者さんや部下へ知識や経験を伝える、**一方通行のコミュニケーション「指示命令」になることが多い**といえます。

2) 提案

　一方、コーチングの「提案」スキルは、患者さんや部下が設定したゴールや目標へ自力で到達できない場合にのみ、相手に新しい視点を提供するという目的で、知識や情報が伝えられます。相手に知識や経験などを伝えるという点においては指導と変わりませんが、提案の最大の特徴は、相手に「よい方法があるのですが、やってみられますか？」などの**許可を取ってから伝える**という点です。

　つまり、知識や情報を伝える相手である患者さんや部下の側に「Yes」あるいは「No」と自由に言える選択権があるということです。自分は、提案のつもりで伝えても、相手が「Yes」しか選択できない状況に置かれているのであれば、提案ではなく指示命令となるので、注意する必要があります。効

107

果的な提案をすれば、相手は専門家あるいは先輩としてのあなたの提案にしっかりと耳を傾け、自分が進もうとするプロセスやゴールを明確に意識し、目標に向かって行動を起こすようになるでしょう。

提案のスキルが機能する条件

　コミュニケーションの基本は、第1章-7（p.36）でお話ししたように「信頼関係（ラポール）を築く」ことから始まります。ラポールを築けていない人から、いきなり提案されても、その提案を素直に受け入れることは難しいということを心に留めておかなければなりません。

　しかし、コーチングセミナーをさせていただくなかで、いつも気になることがあります。それは、医療スタッフ役になった参加者の多くがロールプレイが始まって数分も経たないうちに「〜するとよいですよ！」と指示命令し、患者さん役の人が、黙って聞いていることです。まずは傾聴や承認スキルを使い、信頼関係を築く努力をしましょう。提案のスキルが機能するのは、下記の4つが満たされたときです。

　①双方のあいだに信頼関係（ラポール）があるとき。
　②提案する人が、相手よりも専門知識や情報をもっているとき。
　③相手に新たな選択肢を増やすことにより、プロセスやゴールが明確になるとき。
　④相手にとって、その情報が必要であると思われるとき。

効果的な5つの提案ポイント

　効果的な提案方法は、下記の5つです。詳細は、次の項目で説明します。
　①「提案」前に相手の話を十分に傾聴する。
　②許可を取ってから「提案」をする。
　③シンプルで具体的な「提案」をする。

④「提案」は1回に1つとする。
⑤自由に「Yes」「No」の選択をさせる。

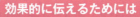

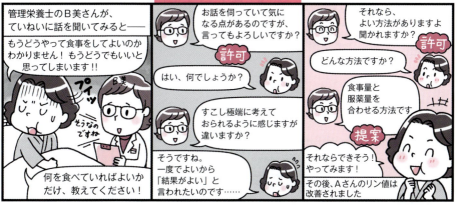

　リンコントロール不良で栄養指導の依頼が出され、管理栄養士のB美さんが透析中のAさんのベッドサイドへやってきました。B美さんは、ていねいにAさんの話を聴きました。そして、1つずつ許可をとりながら「提案」というかたちでアドバイスを伝えました。その後、Aさんのリン値は徐々に下がってきました。

おさらいワンポイント

- 提案は、相手に許可を取ってから伝えるスキルである。
- 提案と指示命令の違いは、相手に「Yes」あるいは「No」と自由に言える選択権があるかどうかである。

16

効果的に提案するにはコツがある②
５つの提案ポイント

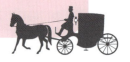

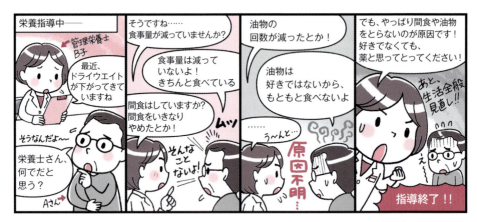

　透析患者のAさんは、最近ドライウエイトが下がってきており、栄養指導を受けることになりました。担当管理栄養士のB子さんは、Aさんに質問しながら、ドライウエイトが下がる原因を探します。押し問答が続きましたが、結局、強引に結論を出して栄養指導を終えることになってしまいました。

効果的に伝えるために必要なこと

　効果的な「提案」のポイントは下記の5つです。この項目では、5つのポイントについてお話しします。

　①「提案」前に相手の話を十分に傾聴する。

　②許可を取ってから「提案」をする。

　③シンプルで具体的な「提案」をする。

　④「提案」は1回に1つとする。

　⑤自由に「Yes」「No」の選択をさせる。

効果的な5つの提案ポイント

1)「提案」前に相手の話を十分に傾聴する

　会話の7～8割は相手の話に耳を傾ける、つまり相手が7～8割話しているという状況を意識してつくり出す必要があります。提案をする前に、まずは今までに説明した傾聴スキルを駆使し、あらゆる方法で「あなたの話を聴いていますよ」というメッセージを相手に送る努力をしましょう。

2) 許可を取ってから「提案」をする

　問題意識の低い人は、最初から耳の痛い話を真剣に聞くことはありません。ですから、提案の前に「よい方法があるのですが、やってみられますか?」「参考になるかと思うので、聞いていただけますか?」「よい方法が1つあるのですが、お聞きになりますか?」と許可を取る質問を行います。相手が「聞きたい」という気持ちをもった瞬間、こちらの話を集中して聞こうという姿勢が生まれます。そこで、すかさず提案を行うようにします。許可がない場合は、指示命令になるので注意をしましょう。

3) シンプルで具体的な「提案」をする

　②の許可を取ったあと、相手が集中して聞ける時間は、数分だけです。ですから、**提案は「シンプルで具体的に」**ということを心がけるのが大切です。

長々と説明をしすぎると、肝心の提案をするころには、相手の集中力も切れてしまうので注意しましょう。また、シンプルで具体的な提案は、相手に実行してみようという気持ちをもたせやすいというメリットもあります。

【例】

「1日2回食べているみそ汁を1回にすると、塩分を確実に1g減らすことができますよ」

「1口30回以上噛むと満腹感が得られやすく、食べすぎを防ぐことができますよ」

「入力にかかっている時間を短縮できれば、もうすこし時間に余裕ができると思うわ」

4)「提案」は1回に1つとする

　医療スタッフや上司は、患者さんや部下の目標を早く達成させてあげたいと思うため、ついつい提案を2つ、あるいはそれ以上してしまいがちです。しかし自分自身に置き換えたとき、複数の提案をすべて完璧に成し遂げられる人は、何%いるでしょうか？ おそらく、かなり少ないのではないでしょうか？ 勇気がいるとは思いますが、相手の目標を早く達成させてあげたいと強く願うのであれば、相手の力を100%信じ、自身の経験や知識のなかから、**今もっとも効果が上がる方法を1つだけ選択し、自信をもって提案**してみましょう。

5) 自由に「Yes」「No」の選択をさせる

　こちら側の提案を実行「する」「しない」の意思決定権は、相手に与えます。しかし、これを言うと「そんなにのんびりとしたことでは相手を甘やかしてしまい、目標達成できなくなるのでは？」と不安に思う人がいるかもしれません。しかし、仮にその場で無理やり「します」と相手に言わせても、その人の実行度は上がるでしょうか？ また、相手に「実行します」と言わせることで、会話を終了できるという気持ちを、私たちは無意識にもってはいないでしょうか？ 自己満足を得るために「します」と相手に無理やり言わせる押しつけの提案は、結局「指示命令」にほかなりません。相手がこちらの

提案を受け入れるかどうか迷っている場合は、**自分の意思で決定するまで待つという姿勢が大切**です。

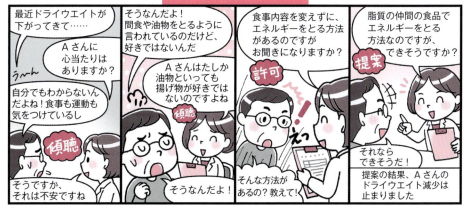

　B子さんはAさんの気持ちを傾聴したうえで、許可を取り、1つだけ提案をしました。揚げ物以外の油物食品があることを知ったAさんは、朝食のパンにバターを塗り、マヨネーズやドレッシングを使うようになりました。気になっていたリン値の上昇もなく、ドライウエイトの減少が止まったことで、徐々に以前の明るさが戻り、筋肉をつけるための体操も始めたと透析室の看護師から報告がありました。

おさらい ワンポイント

- 傾聴を十分に行い、許可を取って、相手が聴く態勢になったときに、シンプルで具体的な提案を1つだけすることを心がける。
- 提案を実行するかどうかの決定権は、相手に与えるようにする。

こんなときどうする？お悩み解決 Q&A

Q4 指導時の最初の言葉がけはどうしたらよいですか？

A 指導時の最初には、承認スキルの1つである「あいさつ」をかならずしましょう。相手の名前を呼び、自分の職種と名前を伝えます。そして、外来患者さんの場合は、わざわざ来院した労をねぎらってください。入院患者さんへの指導の場合は、天気や窓から見える景色について話をするなど、ちょっとしたアイスブレイクをすることで、患者さんの心が和み、コミュニケーションをスムーズにスタートさせることができます。

【筆者の会話例】

筆者「Aさん、はじめまして（または、「おはようございます」など）。今から30分の予定で、Aさんの栄養指導を担当させていただく管理栄養士の坂井敦子と申します。どうぞよろしくお願いいたします」

患者Aさん「どうぞよろしくお願いいたします」

筆者「今日はすこしお天気が悪いですけれど、来院されるときに大変ではなかったですか？」

患者Aさん「家族に車で送ってきてもらったので大丈夫でした」

筆者「それはよかったですね。よいご家族をおもちで、うれしいですね。それでは、いろいろとお話を伺いながら、今後のAさんの食生活について一緒に考えていきましょう」

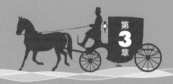

効果的な質問

1

質問が考えるきっかけになる

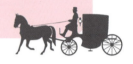

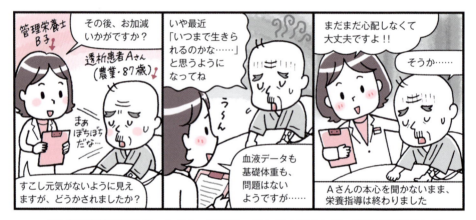

　87歳の高齢透析患者、Aさん。現在は、妻と2人暮らしで、現役で農業をしています。今日は、月1回の管理栄養士回診の日です。透析中のAさんは、管理栄養士のB子さんに不安な気持ちを吐露しましたが、B子さんは「大丈夫ですよ!!」と励ますにとどまり、Aさんの本心を聞かないまま、栄養指導を終えました。

質問する３つの目的

　今この本を読んでいる医療スタッフのみなさんは、誰に、何のために「質問」をしていますか？ たとえば、患者さんにはどのような質問をしているでしょうか？ また、部署内外の医療スタッフには、どのような質問をしているでしょうか？ じつは、質問はその目的によって、以下のように３つに分けることができるのです。みなさんも、自分がどのような質問をしているのか振り返ってみましょう。

1）情報収集の質問

　情報収集の質問とは、自分自身が知りたい情報を手に入れたいときによく使う質問で、いわば「**自分本位の質問**」といえます。医療現場では、病歴や生活習慣、家族歴など患者さんの情報を手に入れたいときに、ごく一般的に使われている質問です。

【例】

　「アルコールは、どれくらい飲みますか？」

　「運動はしていますか？」

　「ご家族のなかで同様の病気にかかった方はいますか？」

2）相手に好意や関心を伝える質問

　相手に好意や関心を伝える質問とは、相手とスムーズなコミュニケーションをとりたいときに使う質問で、相手からの答えがほしいときに行う情報収集の質問とは、異なるタイプの質問になります。相手への関心の高さを質問することで伝え、その答えを共通の話題にしながら、信頼関係（ラポール）を築くことができます。この質問は、第１章-8（p.41）でお話ししたように、相手の緊張や不安を和らげる**アイスブレイクと同様の効果がある**ため、面識の少ない人と会話を弾ませたいときによく使われます。

【例】

　「すてきなアクセサリーですね。どこで買われたのですか？」

　「犬を飼っていると話されていましたが、どんな種類の犬ですか？」

117

「娘さんが大阪にいると伺いましたが、どのあたりに住んでいるのですか？」

3）相手の考えを深めさせる質問

相手の考えを深めさせる質問とは、相手の意識を自身の内に向けさせ、相手自身も気がついていない秘めた思いや答えを引き出すことができる質問のことです。つまり「**相手のための質問**」といえます。しかし、このタイプの質問をする場合、質問力が必要となるため、意識して用いるというスタンスをもつことが大切です。また、このタイプの質問を投げかけられた相手は、じっくりと考えなければ答えをまとめることができないため、答えるまでに時間がかかります。そのときは、第2章-4（p.58）でお話ししたように、焦らず、沈黙のスキルを使って待つことが大切となります。

【例】

「退院したら、どのように過ごしたいと考えていますか？」

「病気とどんなふうにつき合っていこうと思っていますか？」

「1年後、あなたはどんな医療スタッフになっていたいですか？」

質問はコーチングのコアスキル

意外に思うかもしれませんが、コーチングは「質問することが起点」になります。質問することで相手が考え始め、みずからの答えを探すようになります。ですから、コーチングではとくに前述した「**相手の考えを深めさせる質問**」、つまり「相手のための質問」を活用していきます。ただし、その質問が本当に機能するかどうかは、「お互いの信頼関係（ラポール）」と「質問するタイミングや前後の話の流れ」に大きく影響されます。これまでに取り上げた「環境設定」「傾聴」「承認」のスキルを習得して活用することで、より効果的な質問を相手に投げかけることができるようになるでしょう。

相手の考えを深めさせるためには

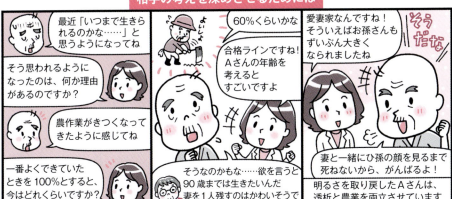

　B子さんは、Aさんに対し、意識して考えを深めさせる質問をしてみました。Aさんは、その質問によって自分の心の内と向き合い、心の奥底にある自分の思いに気づくことができました。Aさんは元の明るさを取り戻し、透析をしながらも、さらに一生懸命農業に励むようになりました。

おさらいワンポイント

- 質問には、3つの目的がある。
- なかでもコーチングでよく用いられる質問は、「相手の考えを深めさせる質問」である。この質問は答えるまでに時間がかかるため、沈黙のスキルを用いて焦らず待つことが大切である。

2

質問の種類①
拡大質問と限定質問

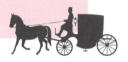

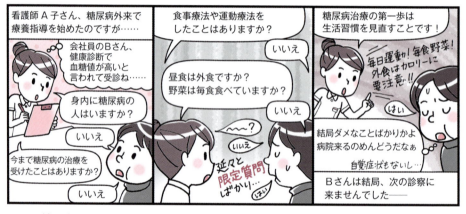

　糖尿病外来担当の看護師A子さんは、会社の健康診断で血糖値が高いと言われ、外来受診をしたBさんに療養指導をしています。A子さんは情報収集をするためにたくさんの質問を投げかけますが、延々と限定質問が続いたため、Bさんは疲れてしまいました。その後、A子さんは通り一遍の指導をしますが、自覚症状もないBさんは、「ダメダメ」ばかりの指導に嫌気がさし、病院に来るのはめんどうだと感じ、治療を中断してしまいました。

拡大質問
（オープン・クエスチョン）とは

　相手に考えさせ、自発性を高めたいときには、拡大質問（オープン・クエスチョン）が有効です。「What（何を）？」「Why（なぜ）？」「How（どうしたら）？」の３つを用いる質問は、相手の深層意識に問いかける質問であり、相手のなかに意識されていないことを気づかせる質問です。ただし、考える深さが深いほど、答えるまでに時間がかかるため、相手の考えがまとまるまで「沈黙のスキル」を用いて、待つことが大切です。また、考えることに慣れていない人に対して拡大質問を使いすぎると、考えることに疲れてしまうため、注意が必要です。

1）What を使った質問

　「What（何を）？」を使った質問は、話の軸をつくったり、相手の気づきや考えを深めさせるときに使います。

【軸をつくる質問例】

　「今日の診察では、医師とどのような話をしましたか？」

　「透析をするうえで何に不安を感じていますか？」

　「糖尿病外来を受け持つうえで何か気になることはある？」

【相手の気づきや考えを深めさせる質問例】

　「リン吸着薬を服用するうえで障害になっていることは何ですか？」

　「血糖コントロールがうまくいくようになったら何をしたいですか？」

　「１年後、どんな医療スタッフになっていたい？」

2）Why を使った質問

　「Why（なぜ）？」を使った質問は、問題が起こっている原因や背景を探ったり、取り組むべき課題に対する問題提起をする場合に有効です。ただし、「Why」は相手を萎縮させたり、積極的な行動を奪う限定質問、つまり「詰問」になりやすいため、以下の質問例のように「Why」を「What」に変えて使うようにするとよいでしょう。

第**3**章

効果的な質問 **2** 質問の種類①拡大質問と限定質問

121

【原因や背景を探る質問例】

「なぜ、血糖測定ができなかったのですか？」

→「血糖測定ができなかった理由について教えていただけますか？」

「なぜ、今月はベッドの回転率が悪いのかしら？」

→「何が原因で、今月のベッドの回転率が悪いのかしら？」

「なぜ、時間内に終えられなかったの？」

→「時間内に終えられなかった原因は何かしら？」

3) How を使った質問

「How（どうしたら）？」を使った質問は、「What」によってあきらかになった気づきや考えに焦点を当て、相手に具体的な行動のイメージをつくってもらいたいときや、その気づきや考えを発展させてもらいたいときに有効です。

【あきらかになった気づきや考えを発展させる質問例】

「今後、どのようにして今の体重を維持していきますか？」

「これから透析とどのようにつき合っていきたいと思っていますか？」

「医師と腎臓の治療についてお話しして、どのような感想をもちましたか？」

「仕事がうまくいったと思うときは、どのようなときですか？」

限定質問
（クローズド・クエスチョン）とは

限定質問とは、「Yes」「No」で答えられる閉じた質問や「A、B、C」の選択で答える選択質問をいいます。深く考えなくても答えることができ、答える負担は少ないですが、相手を誘導したり、相手の本心が聴けない可能性が高いという欠点があります。

【限定質問例】

「肉と魚、どちらが好きですか？」

表 ● 拡大質問と限定質問の利点と欠点

	利　点	欠　点
拡大質問（オープン・クエスチョン）	• 相手の「考え」や「想い」を聴くことができる • 自由に答えることができる • 考える深さで答えが変わる	• 答えるまでに時間がかかる • 考えることに慣れていない人に対して拡大質問を使いすぎると、考えることに疲れてしまう
限定質問（クローズド・クエスチョン）	• 深く考えなくても答えることができる • 答える負担が少ない • 意志を確認したり決断を促すときに有効である	• 相手を誘導してしまうことがある • 相手の本心を聴けない場合がある

「運動をしますか？」

「月、火、水、どの曜日に来られますか？」

【誘導してしまう可能性がある質問例】

「あなたにとっては、簡単なことですよね？」

「あなたの担当している新人看護師、仕事を覚えるのが遅い気がしない？」

【ポジションパワーがある場合、反論しにくい質問例】

「前の方法をそのままやっているのですか？」（そのやり方ではダメですよ）

「そんな方法で期限までにできるの？」（そのやり方では間に合わないわよ）

【意志確認、決断を促す質問例】

「先ほどあなたがおっしゃった生活習慣の改善、今日からできますか？」

「本当に今日から減塩する気持ちはありますか？」

「学会のスライド、今週中に取りかかることができる？」

　限定質問はとくに、医療スタッフと患者さん、上司と部下といったポジションパワーがあきらかな関係のなかで使うと、質問された相手は反論できなくなってしまうことが多々あります。しかし、相手の意志を確認したり、決断を促すときには有効にはたらくという利点があります。拡大質問と限定質問、それぞれの利点と欠点を**表**にまとめます。

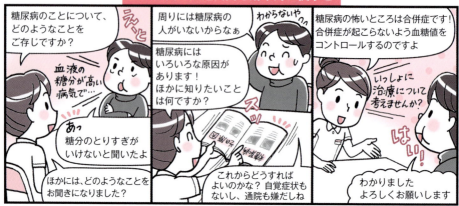

　A子さんは、Bさんの病識だけでなく考えや想いも聴くために、拡大質問を使いながら療養指導を展開しました。Bさんの知りたいこと、気になっていることに焦点を当てた指導で、Bさんもやる気を出してくれました。

おさらいワンポイント

- 拡大質問は、相手の「考え」や「想い」を聴くことができる。
- 限定質問は、意志を確認するときや決断を促すときに有効である。

3

質問の種類②
過去質問と未来質問

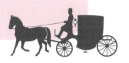

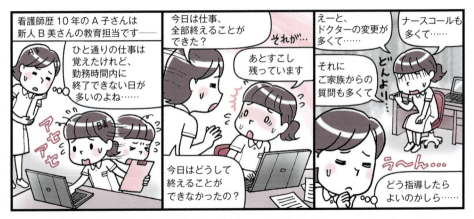

　看護師歴10年目のA子さんは、新人看護師B美さんの教育担当です。ひと通りの仕事は覚えたB美さんですが、勤務時間内にすべての仕事を終えることができない日が多く、A子さんは気になっています。「今日はどうして終えることができなかったの？」と質問しましたが、解決の糸口はつかめず、B美さんは落ち込んでしまいました。

過去質問とは

　過去質問とは、文字どおり「過去形で聞く質問」のことを指します。当然のことながら、質問された相手の意識は、過去に向くことになります。医療現場では、日々、状況を把握するための質問や病気の原因を追究する質問が飛び交います。このような「状況把握型」や「原因追究型」の質問は、過去質問になります。

　下記にそれぞれの質問例をあげましたが、みなさんがこのような質問をされた場合、素直に答えようという気持ちになれない質問はないでしょうか？否定的な語彙を含む質問、「なぜ？」「どうして？」を使ったものが、すべて尋問的になるわけではありませんが、このような質問は「非難されている」とネガティブに受け取られる可能性があります。相手のモチベーションが下がる場合もあり、質問に答えようという気持ちになれないかもしれません。

　コーチングの目的は、相手の能力や可能性を引き出し、前向きに行動を促すことです。悲観的、後ろ向き、言い訳になるようなアプローチは避けなければなりません。過去質問を使用する場合は、ポジティブな気持ちをもってもらうために、過去の成功体験を話してもらうような質問をするよう心がけましょう。また、前の項目でも述べたように、「なぜ（Why）？」は、相手を萎縮させるなど、積極的な行動を奪う質問、つまり「詰問」になりやすいため、できるだけ使わない努力をしましょう。

【状況把握型の過去質問例】

　「夕食後の薬は飲みましたか？」

　「今日は透析間体重増加の目標を達成できましたか？」

　「今日は失敗しなかった？」

【原因追究型の過去質問例】

　「いつからたんぱく尿を指摘され始めましたか？」

　「たばこは何年吸っていましたか？」

　「太り始めたのはいつですか？」

表 ● 過去質問と未来質問の特徴と例文

	特　徴	例　文
過去質問	• 意識を過去に向けさせる • 過去形の質問が多くなる • ネガティブになりやすいので注意 • 成功体験に目を向けさせられる	「過去、ダイエットに成功したときのことを教えてください」 「痛みが楽になるときはいつですか？」
未来質問	• 意識を未来に向けさせる • 未来の言葉を多く含む • ポジティブな気持ちをもってもらえる	「半年後、どうなっていたいですか？」 「この1週間にできることは何ですか？」

「家族に糖尿病と診断された人はいますか？」

「ダイエットに失敗した原因は何ですか？」

「どうしてうまくいかなかったのですか？」

未来質問とは

　未来質問とは、文字どおり「未来形の言葉を含む質問」のことを指します。未来質問と過去質問の違いは**表**のような点です。過ぎ去った過去を変えることはできませんが、これから来る未来は、自分の意志で切り開いていくことができるため、**次の行動へのモチベーションを高めてくれるのは、未来質問の利点**といえます。下記に未来志向型の質問例を示します。これらの質問例を読んで、どのように感じますか？　未来の明るい可能性を描けるような未来質問は、相手のモチベーションを高め、行動を促すきっかけとなるでしょう。

【未来志向型の質問例】

「どのようにすれば、運動を継続していくことができますか？」

「半年で何kg痩せたいと思っていますか？」

「どのようにすれば、この問題の再発を防ぐことができると思いますか？」

「この血圧を維持できれば、どのようなことが起こりそうですか？」

「減塩でできそうだと思えるのはどのようなことですか？」

「これからどのようなことにチャレンジしたいと思っていますか？」

第3章
効果的な質問
3 質問の種類②過去質問と未来質問

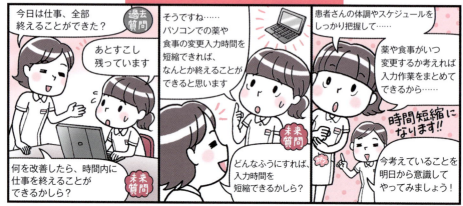

　A子さんはB美さんに過去質問と未来質問を使いながら、これからどうしていくのがよいか聞きました。B美さんはみずから改善点を考え、具体的な解決策も出て、前向きな姿勢で話し合いをすることができました。

おさらいワンポイント

- 過去質問は、相手にネガティブな気持ちをもたせやすい。そのため、過去の成功体験を引き出す質問を心がけ、相手のモチベーションアップを図るように努力する。
- 未来質問は、相手のモチベーションを高め、行動を促すきっかけとなるため、相手がわくわくする明るい可能性を描けるような質問を心がける。

4

質問の種類③
否定質問と肯定質問

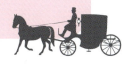

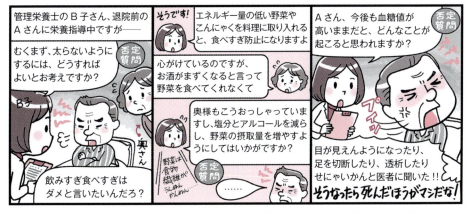

　教育入院中の糖尿病患者Aさんは65歳の男性です。会社を経営している社長さんで、職人肌のがんこ者です。今日は妻と一緒に退院前の栄養指導を受けることになりました。Aさんは、BMI 24.5kg/m² と肥満ぎみですが、腎機能もすこし落ちてきており、むくみもあると診断も受けていました。しかし、2週間の入院でむくみもとれたため、4kgほど体重が落ちました。

　管理栄養士のB子さんが病室に訪問し、退院後の食生活について本人と妻と一緒に話し合いました。否定質問を使っての指導を続けた結果、Aさんは「合併症が出たら死んだほうがマシ」と投げやりになってしまいました。

129

否定質問とは

　一般的に否定質問とは、「否定的な言葉が含まれている質問」のことを指します。それでは、否定的な言葉とは、どのような言葉をいうのでしょうか？まず「しない」「できない」という言葉が思いつくかもしれませんが、相手の言動の否定的な部分に焦点を当てる言葉すべてが、これにあたります。たとえば「難」「悪」「雑」「失」「敗」「負・不」「非・否」などがつく名詞、動詞、形容詞、またこのような漢字がつかなくても、これらを連想させるような言葉も否定的な言葉となります。さらには、言葉を投げかける相手によって、マイナスに捉えられる言葉にも注意が必要です。たとえば「細かい」「おとなしい」などは、相手の性格、あるいは相手と自分との立場によって否定的な印象を相手に与える言葉となります。

　これらのような否定的な言葉が含まれている否定質問は、相手の気持ちを後ろ向き（ネガティブ）にさせたり、問題行動の原因を追究する質問になりやすいです。前向きな答えを相手から引き出すことが難しくなるため、コーチングではあまり使用しません。「どうしてやらないの？」と聞かれれば、よい気持ちがしない人がほとんどではないでしょうか。人間は弱いものです。「やらない」ことについて、自分を正当化する言い訳をつい考えてしまうのです。また、「何を言っても理解してもらえない」と感じると、ますます口を閉ざしてしまう原因となります。

【否定質問の例】

　「どうして血圧測定ができなかったのですか？」

　「太った理由は何ですか？」

　「禁煙できないのはなぜですか？」

　「透析日の朝、ごはんを食べない理由は何ですか？」

　「細かいところを気にする理由は何ですか？」

肯定質問とは

　肯定質問とは文字どおり、「肯定的な言葉が含まれている質問」のことを指します。「肯定」とは、「否定」の反対語ですから、肯定的な言葉とは、前述した否定的な言葉の逆の言葉と考えるとわかりやすいかと思います。「可」「良」「整」「得」「成」「勝」「正」「肯」など、書き出された漢字を見るだけで、前向きな明るい気持ちになりませんか？　**肯定質問は、相手のモチベーションを高めるのに効果的**であり、コーチングでは多く用いるとよいといわれています。「いつからやりますか？」と聞かれれば、「○○からやります！」と相手が「自分から宣言」することによって、前向きな気持ちを引き出すことができます。否定質問を肯定質問に置き換えるように意識してみましょう。

【肯定質問の例】

「どのようにすれば服薬を忘れずにすむと思いますか？」

「体重を維持（減少）できた時期はありませんか？」

「あなたの友人で禁煙に成功した人はいませんか？　その人はどのような方法で成功したのでしょうか？」

「朝ごはんを食べるとどんなよいことが起こると思いますか？」

「あなたが気になっているリン管理のこと、どうなればよいと考えていますか？」

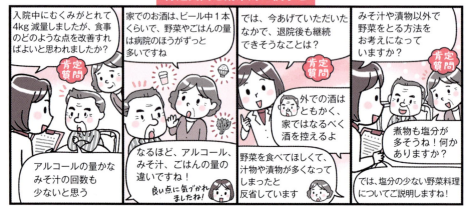

　B子さんが肯定質問を使いながらAさんにこれからの改善点を尋ねると、Aさんや妻からはやる気の感じられる発言が聞かれました。具体的な改善方法や困っている点を聞き出すことができ、それに即した指導をすることができました。

おさらいワンポイント

- 否定質問とは、「否定的な言葉が含まれている質問」をいい、相手の気持ちを後ろ向き（ネガティブ）にさせたり、問題行動の原因を追究する質問になりやすく、コーチングでは積極的に使用しない。
- 肯定質問とは、「肯定的な言葉が含まれている質問」をいい、相手の前向きな気持ちを引き出すことができるため、コーチングでは意識して用いられている。

5

限定・否定・過去質問
VS
拡大・肯定・未来質問

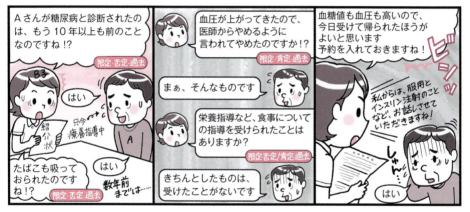

　50歳代の男性糖尿病患者のAさんは、かかりつけ医の紹介状を持って総合病院にやってきました。糖尿病の合併症がないか、精査するためです。血糖と血圧のコントロールがよくないAさんは、合併症が起こっていないかと内心ひやひやしています。検査の合間に糖尿病外来で看護師B子さんの療養指導を受けることになりました。限定・否定・過去質問を多用した指導に、Aさんはどんどん元気がなくなり、落ち込んでしまいました。

行動変容につながる質問とは

　これまで質問の目的や種類について説明してきました。計画的行動理論[1]では、人がこの行動をしようと思う「やる気」に影響する要素として、「その行動に対する気持ち」「周りからの期待に対する気持ち」「その行動の難易度に対する気持ち」の３つをあげています[2]。つまり、行動変容には「その行動を取ることに対するさまざまな気持ちや想いについて深く考えさせ、考えを言葉として表し整理させる」というプロセスが必要なのです。そのために「相手が自分自身で考えを深めたり整理したりするための質問」、つまり拡大・肯定・未来質問のようなコーチング・クエスチョンを用いることが重要となります。

　この項目では、私たち医療スタッフがよく使う質問を用いて「限定よりも拡大質問、否定よりも肯定質問、過去よりも未来質問」を意識して用いることの大切さについて、改めて説明します。

医療スタッフは
否定的な仮説を立てやすい

　私たちが医療現場でよく使う限定質問の例を、**表**の左側にあげました。限定質問には、質問者の意図や考えが表れます。たとえば、「食事療法や運動療法をしていますか？」という質問は、どのような患者さんによく投げかける質問でしょうか？　検査結果のよい患者さんでしょうか？　それとも悪い患者さんでしょうか？　おそらく、後者の患者さんが多いのではないでしょうか。質問する側の私たち医療スタッフは、「結果が悪い」という事実があれば、「食事や運動に気をつけなかったからかもしれない」という否定的な仮説を立てる場合が多いのです。そして、その仮説を検証するために患者さんから答えを引き出そうとする傾向があり、患者さんは、ある種のプレッシャーを感じやすくなります。そうすると、患者さんは自己防御の意識がはたらき、「すみ

表 ● 限定質問を拡大質問に置き換えると

限定質問	拡大質問
• 食事療法や運動療法をしていましたか？（否定・過去）	• 最近は、食事や運動をどのようにしていましたか？（肯定・過去） • 実行してみて手ごたえは、いかがですか？（肯定・過去） • 何がクリアになれば、運動を続けることができるでしょうか？（肯定・未来） • こういうふうにすれば、よくなると思うことは何ですか？（肯定・未来）
• 食事の話を聞いたことはありませんか？（否定・過去）	• 食事について、知っている知識を教えてください（肯定・過去） • 今まで食事のなかで、重要視してきたことは何ですか？（肯定・過去） • 食事について、どのようなことが知りたいですか？（肯定・未来）
• たばこをやめる気持ちはないのですか？（否定・未来）	• たばこについてのお考えを聞かせてください（肯定・過去） • あなたにとってたばこを吸い続けることで得られるメリット／デメリットは何ですか？（肯定／否定・未来） • たばこをやめることによって得られるメリット／デメリットは何ですか？（肯定／否定・未来）
• そんな方法で、今日中に終わるの？（否定・未来）	• どんな様子なの？（拡大・肯定・過去） • 方法を変えるとすると、どんな方法があるかしら？（肯定・未来）

ません」「そうですね」「わかりました」と、とりあえずその場逃れの必要最低限の答えしか返さなくなります。

また、未来質問であったとしても、限定・否定質問では、未来の結果までも否定的に決めつけられた気持ちを相手にもたせ、ネガティブな気持ちにさせてしまいやすくなります。

限定・否定質問から拡大・肯定質問へ

それでは、この限定・否定質問を拡大・肯定質問に置き換えてみましょう。たとえば、「どのようにしていましたか？」と聞かれれば、今までどんなふうにやってきたかを考え、言葉に出して話そうとするでしょう。そして、「知っていることを話してください」と言われれば、何のプレッシャーも感じずに、知っている事柄だけを話すことができると思いませんか？さらに拡大・肯定質問に未来質問が加わると、どうでしょうか？ うまくいっている未来の自分

をイメージしながら、ポジティブな気持ちで自分の考えを話すことができるでしょう。

　医療現場では結論を急ぐことが多く、つい限定質問を使ってしまいがちです。また、拡大質問をすることに慣れるまでには、質問者側も時間が必要です。しかし、拡大・肯定・未来質問のようなコーチング・クエスチョンを用いることによって、確実に新たな気づきが生まれ、明るい未来に向かってポジティブに行動しようとする人が増えることでしょう。

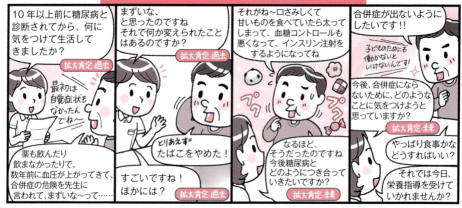

　B子さんが拡大・肯定・未来／過去質問を用いながら療養指導を進めると、AさんはB子さんの提案を受け入れ、栄養指導を受けて帰っていきました。後日、かかりつけ医からは、Aさんの血糖値がすこし下がったと報告がありました。

おさらい ワンポイント

- 拡大・肯定・未来質問のようなコーチング・クエスチョンは、相手に考えさせ、考えを整理させ、行動変容を起こすきっかけをつくる。

引用・参考文献

1) Ajzen, I. "From intentions to actions : a theory of planned behavior". Action-control : From cognition to behavior. J Kuhl & J Beckmann eds. Heidelberg, Springer, 1985, 11-39.
2) Ajzen, I. "From intentions to actions". Attitudes, personality, and behavior. Chicago IL, Dorsey Press, 1988, 112-45.

6

質問と詰問の違い

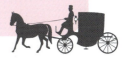

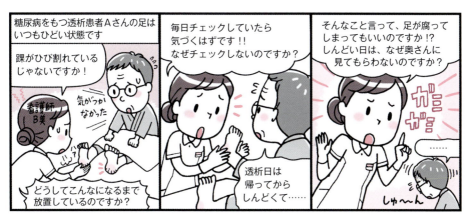

　糖尿病をもつ透析患者のAさんは、65歳の男性です。透析室のフットケア担当のB美さんは、Aさんの足を見るたびに、ため息をついてしまいます。今日もAさんの足はひどい状態です。B美さんが「なぜ？」「どうして？」と厳しく問いただすと、Aさんは黙り込んでしまいました。

これまで、質問の役割や質問の種類について述べてきました。この項目では、「**質問は、一歩間違えると"詰問"になる**」ということについて、お話しします。

詰問とは

「詰問」を辞書で引くと「相手を責めて厳しく問いただすこと」とあります。それでは、何をすると「詰問」になるのでしょうか？ また、「詰問」のどの部分を変えれば、「質問」になるのでしょうか？

答えは簡単です。「Why（なぜ、どうして）」を使うと「詰問」となりやすく、「Why（なぜ、どうして）」を「What（何）」「How（どのように）」に変えて表現すると、第3章-1（p.116）でお話ししたように、コーチングで目指しているところの「相手の考えを深めさせる質問」となります。

さらに「詰問」は、「人」に焦点が当てられた質問となります。そのため、質問をされた人、つまり焦点が当てられた人は、追い詰められた気持ちになり、言い訳をしたくなります。また、下記の例を見てもらうとわかりますが、詰問は拡大質問ですが、否定・過去質問となりやすく、ネガティブな印象を相手に与えがちです。そのため、前向きな気持ちが起こりにくく、その人の行動にブレーキをかけてしまうことにつながります。

【詰問例】

「なぜ（あなたは）できなかったの？」（拡大・否定・過去質問）

「（あなたは）どうしてそうなったの？」（拡大・否定・過去質問）

「なぜ、太ったのですか？」（拡大・否定・過去質問）

「減塩しなかったのは、なぜですか？」（拡大・否定・過去質問）

「なぜ、食事のときにリン吸着薬を飲めなかったのですか？」

（拡大・否定・過去質問）

質問への言い換え

　一方、「質問」は人ではなく「事」に焦点が当たるため、質問を投げかけられた相手は、質問内容を客観的に、冷静に捉えて、深く考えることができるようになります。そのため、みずから出した答えや決断に対しては、肯定的に、あるいは前向きに行動できるようになります。前述の詰問を質問に言い換えると、以下のような問いかけになります。

【質問に言い換えた例】

　「どのようにすればできた（できるようになる）のでしょうか？」

（拡大・肯定・過去［未来］質問）

　「そうなった理由を教えてくださいますか？」

（拡大・肯定［否定］・過去質問）

　「何をすれば、体重を維持できたでしょうか？」（拡大・肯定・過去質問）

　「何があれば、減塩できるようになるでしょうか？」

（拡大・肯定・未来質問）

　「どのようにすれば食事のときにリン吸着薬を忘れずに飲めるようになる
　　でしょうか？」（拡大・肯定・未来質問）

　質問になるか詰問になるかは、紙一重といえます。しかし、相手に与える印象は大きく異なります。コミュニケーションをとる際には、**かならず詰問ではなく質問になるように「意識する」**のを忘れないことが、とても重要です。

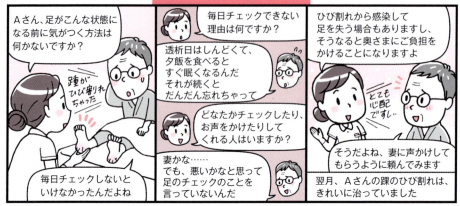

　B美さんは「Why（なぜ、どうして）」ではなく、「What（何）」「How（どのように）」を意識して使い、質問しました。するとAさんからは、前向きな解決策が出てきました。

　翌月、Aさんの踵のひび割れは、きれいに治っていました。妻が毎晩クリームを塗ってくれるといいます。「愛されていますね！」とB美さんが言うと、顔を真っ赤にしてAさんは照れていました。

おさらい ワンポイント

- 「Why（なぜ、どうして）」を使うと「詰問」となりやすい。
- 「Why（なぜ、どうして）」を「What（何）」「How（どのように）」に変えて表現すると、コーチングで目指しているところの「相手の考えを深めさせる質問」となる。

7

質問スキルを高める

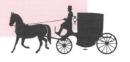

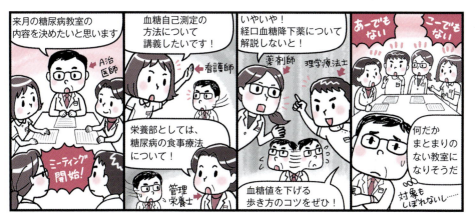

　来月の糖尿病教室の内容を決めるために、糖尿病専門医Ａ治医師を交えて各部署の担当者が集まり、ミーティングを始めました。看護師、管理栄養士、薬剤師、理学療法士それぞれが、部署内で決めてきた内容を話し始めましたが、それぞれ意見が違って何だかまとまりのない糖尿病教室になりそうです。Ａ治医師は困ってしまいました。

チャンクダウンとチャンクアップ

　第3章-1（p.116）でもお話ししましたが、コーチングを用いたコミュニケーションの始まりは「質問」であり、「傾聴」や「承認」などのスキルではありません。相手に質問することで会話が始まり、相手のためになされた質のよい質問が相手の考えを深めさせたり、整理させたり、さらには内なる自分を引き出す役割を果たしたりもします。これまで質問スキルに関することをお話ししてきましたが、質問スキルはとても奥が深く、まだまだ十分に話し尽くせていません。

　この項目では、数ある質問スキルのなかから、「**チャンクダウン**」と「**チャンクアップ**」の質問スキルについて説明します。

話のかたまりを意識する

　みなさんは、相手とのコミュニケーションのなかで「話のかたまり」を意識したことはありますか？英語で「かたまり」のことを「**チャンク（chunk）**」といい、コーチングでは、この話のチャンクの大きさを「ビッグチャンク」「ミドルチャンク」「スモールチャンク」と3段階に分けています。「ビッグチャンク」を「ミドルチャンク」や「スモールチャンク」にすることを「チャンクダウン」、逆に「スモールチャンク」を「ミドルチャンク」や「ビッグチャンク」にすることを「チャンクアップ」といいます。定期的にチャンクを大きくしたり小さくしたりして、目標設定や問題解決方法の見直しを図ることで、早くゴールにたどり着くことができます。

【ビッグチャンクの例】

　部署目標：効率よく仕事ができるようにし、残業を減らす。

　個人目標：仕事のミスを減らし、ほかの看護師に迷惑がかからないようにする。

　糖尿病患者さんの目標：血糖値を下げるために野菜を摂取する。

【ミドルチャンクの例】

部署目標：効率よく申し送りができるようにする。

個人目標：看護記録の記入漏れを減らす。

糖尿病患者さんの目標：毎食、野菜をとるようにする。

【スモールチャンクの例】

部署目標：申し送りで伝える内容を精査し、業務時間内で申し送りが終了できるようにする。

個人目標：記入漏れしやすい項目を1か月以内に調べ、確認チェックリストを作成して使用する。

糖尿病患者さんの目標：血糖値を下げるために、外食の際には野菜の小鉢がついた定食を選ぶようにする。

かたまりをほぐす
チャンクダウンの質問

「チャンクダウン」とは、話のかたまりをほぐして小さくすることですが、「抽象的な話を具体化する」「長期的な課題や目標を短期的な課題や目標に細分化する」と考えるとわかりやすいかと思います。チャンクの大きい話ばかりしていると、何もまとまらず、具体的に何をすればよいのかわからなくなり、目標達成や問題解決が遅くなってしまう可能性が高くなります。

【チャンクダウンの質問例】

「効率よく仕事をするとありますが、具体的に何の仕事を効率よくしたいですか？」

「具体的にどのようなことができたらよいと思っていますか？」

「甘いものとは具体的に何の食品を指しますか？」

「工程を細分化するとどのようなことが思いつきますか？」

「具体的な例には何がありますか？」

かたまりにする
チャンクアップの質問

　「**チャンクアップ**」とは、チャンクダウンとは逆で、話のかたまりを作り上げることです。「木を見て森を見ず」ということわざがありますが、目標達成や問題解決のプロセスもこれと同じで、短期的な課題や目標を達成することだけにこだわっていると、最終的なゴールが見えなくなってしまいます。何のために行っていることなのかわからなくなると、結局、ゴールにたどり着くことができない可能性が高くなってしまいます。

【チャンクアップの質問例】

　「それをしたい理由は何ですか？」

　「それをすることで、みんなにどのようなメリット（デメリット）がありますか？」

　「それは全体のなかのどういう位置づけになりますか？」

　「最終的な達成ラインはどのくらいになりますか？」

　「血糖値の自己測定をすることで、どのような気持ちが生まれますか？」

　「今まで同じような課題はどのように扱われてきましたか？」

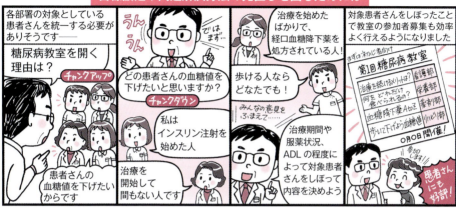

各部署の対象としている患者さんを統一する必要がありそうです。A 治医師はまず「糖尿病教室を開く理由」からチャンクアップとチャンクダウンの質問を用いてみんなに聞いていきました。

対象患者さんをしぼったことで、教室の参加者募集も効率よく行うことができるようになりました。また、具体的な内容の教室を行うことで、参加する患者さんも増えていきました。

おさらいワンポイント

- 「チャンクダウン」とは、話のかたまりをほぐして小さくすることで、「チャンクアップ」とは、話のかたまりを作り上げることである。
- 定期的にチャンクを大きくしたり小さくしたりして、目標設定や問題解決方法の見直しを図ることで、早くゴールにたどり着くことができる。

こんなときどうする？お悩み解決 Q&A

Q5 患者さん側との温度差、熱心さの違いが感じられます。

A 「温度差、熱心さの違いを感じる」とは、あきらかに医療スタッフ側の価値観のものさしに当てはめた主観的な言葉です。このような色眼鏡をかけて患者さんに接すると、新しい視点で患者さんを見ることができなくなります。「患者さんとのコミュニケーションを何とか改善したい」と思い本書を手にとられたみなさんは、ぜひ前述のような考え方を捨て、コーチングの基本である以下の考え方をいつも心に留めて、患者さんに接してもらいたいと思います。

- コーチングでは「答えはその人のなかにある」と考えます。「できない人」と決めつけるのではなく、「できる可能性のある人」と捉え、相手の能力を 100%信じます。
- コーチングスキルを用いて相手のなかに眠っている答えや能力を引き出し、具体的な改善策を話し合い、行動が起こせるようにサポートします。

この考え方は、筆者がコーチングを習得したいと思うきっかけにもなりました。医療スタッフのみなさんには、コーチの語源である「馬車」として「患者さんを望むところまで送り届ける」というその気持ちをもち続けてほしいと願うばかりです。

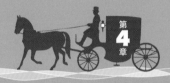

GROWモデルと
STARコンセプト

1 GROWモデルとは

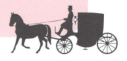

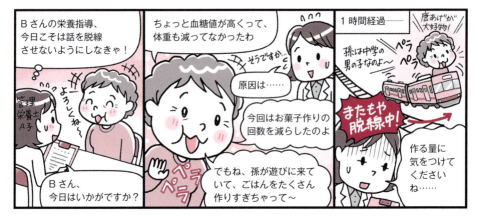

　管理栄養士のA子さん、今日は外来で栄養指導ですが、すこし憂うつです。患者さんは、ぽっちゃり体型の2型糖尿病患者Bさんです。Bさんは、いつも話が脱線し、栄養指導が長くなります。そして結局、尻切れトンボの状態で、手応えをつかむことなく栄養指導が終わってしまいます。
　今日も話が逸れないよう気をつけていたつもりですが、やはりBさんの孫の話で終わってしまいました。

患者さんや部下の指導を
効率よく行うために

　われわれ医療職の仕事は、ルーチンなものから時にはイレギュラーなものまで限りなくあり、みなさんも時間に追われる日々を送っているかと思います。そして、何とか業務時間内に仕事を終えるために、業務の効率化を図ろうと苦労しているのではないでしょうか。しかし、患者さんや部下の指導に関しては、なかなか効率化を図ることが難しいと思う人もいるかもしれません。

　この項目で説明する「**GROW（グロー）モデル**」（**図1**）は、非常にシンプルですが、日常的に使える有用な問題解決の方法です。この方法は、英国の元プロカーレーサーで、ル・マン（世界三大レースの1つであるル・マン24時間レース）でも優勝経験のあるジョン・ウィットモアによって提唱されました[1]。「本人が達成したいと思っている目標を明確にし、現時点での状況とのあいだにあるギャップを埋めるための行動目標を決定していくことで、問題解決につなげるコーチングプロセス」の1つです。これはコーチングの基本中の基本の技法とされています。これを用いることにより、むだな会話が減り、指導時間の短縮につながると考えています。

GROW モデルとは

　前述のように、GROW モデルとは「**問題を解決するために使われるコーチングのプロセス**」の1つです。「GROW」は、個々の英単語の頭文字をとって名づけられており、この頭文字にそって5段階に分かれています。G は「Goal（目標を明確にする）」、R は「Reality（現状を把握する）」と「Resource（資源を発見する）」、O は「Options（選択肢や方法を考える）」、W は「Will（目標達成の意志、決心を確認する）」を指します。

　心理学や心理療法の詳細な知識を必要とせずに始められ、この5段階を踏

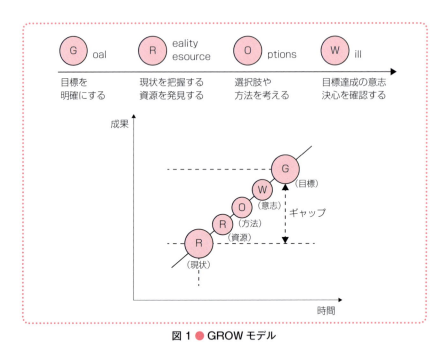

図1 ● GROW モデル

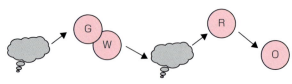

実際の会話は必ずしも GROW の順番どおりには進まないが、GROW モデルであきらかにすべき点をつねに念頭に置きながら、柔軟な姿勢で話に耳を傾けることが重要である。

図2 ● 実際の会話における GROW の流れ（例）

むことによって無理なく会話の流れを学べるため、コーチング初心者にとっても最適のモデルといえます（図1）。しかし、実際の会話は必ずしもGROWの順番どおりには進みません。話の脱線や混同が起こったり、目標と現状が重複して語られたりすることがあっても、そのような「自然な」流れを妨げてはなりません。話の脱線などの「不測の事態」を無理に軌道修正するのではなく、GROWモデルであきらかにすべき点をつねに念頭に置きながら、柔軟な姿勢で話に耳を傾けることが重要です（図2）。GROWモデルの詳細については、次の項目から順に説明します。

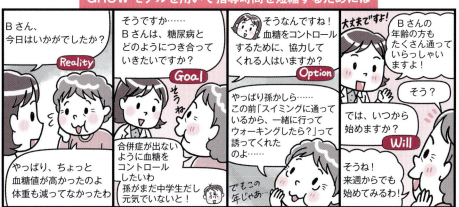

GROWモデルを用いて指導時間を短縮するためには

A子さんは、GROWモデルで確認すべきことを念頭に置きながら質問しました。すると、いつものようにだらだらと指導時間が延びることなく、Bさんは「来週から孫とスイミングに通う」という具体的な目標を立てることができました。

おさらいワンポイント

- GROWモデルとは、「問題を解決するために使われるコーチングのプロセス」の1つであり、活用することにより指導時間短縮の可能性が高まる。

引用・参考文献

1) ジョン・ウィットモア. はじめのコーチング. 清川幸美訳. 東京, SBクリエイティブ, 2003, 288p.

2 目標「Goal」を あきらかにする

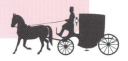

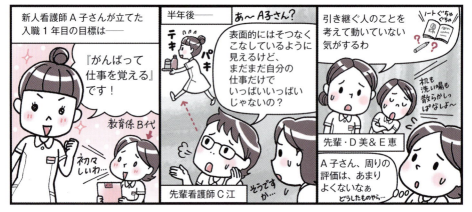

　病棟配属の新人看護師A子さんが目標を立てました。入職1年目の目標は、「がんばって仕事を覚える」です。しかし、半年経った現在、教育係のB代さんが周りの意見を聞くと、評価はあまりよくないようです。

目標は誰が決める？

　患者さんや部下の目標は、誰が決めるのでしょうか？ 患者さんや部下自身でしょうか？ それとも医療スタッフや上司であるあなた自身でしょうか？ 答えは前者です。あなた自身が一方的に相手の目標（ゴール）を決めることは、絶対にあってはならないことです。これを念頭に置きながら、この項目を読んでください。

GROW モデルの G とは

　GROW モデルの G とは、「Goal」の頭文字であり、「目標をあきらかにする」ことを指しています。たとえば、病院などの施設に勤務している場合、その施設全体あるいは部署や委員会では、短期、中期、長期目標の設定をするのではないでしょうか？ また、入院患者さんであれば、「入院診療計画書」を作成し、退院時の目標を検討して記入することになるでしょう。部下の指導においても、数か月から 1 年間で随時、目標設定を行っていると思います。このように、医療現場において、われわれはつねに目標設定をしています。

　それでは、目標設定をするとどのようなメリットがあるのでしょうか？ 目標設定のメリットとは、「目標がはっきりすることで自分の進むべき道が見え、その目標を達成するためにどうすればよいかを自分で考え、達成しようと努力するようになる」ことです。

よい目標の条件とは

　設定した目標を達成するためには、その目標に向かって日々努力をする、つまりモチベーションを維持し続けることが大切になります。モチベーションを維持できないような目標は、よい目標とはいえません。目標を達成できない場合は、目標が適切でない可能性があります。よい目標であるかどうか

表 ● SMART の原則

S：Specific	具体的であること
M：Measurable	測定可能であること
A：Attainable	達成可能であること
R：Realistic	現実的であること
T：Time-based	時間の基準（限定設定）があること

を見きわめるために、「**SMART（スマート）の原則**」に照らし合わせるという方法を紹介します（**表**）。

　SMART とは、5 つの英単語の頭文字をとった言葉で、この 5 つの条件を満たせば、適切な目標であるといわれています。よい目標は、目標設定をした本人の気持ちを前向きにさせ、目標達成の確率を高めます。

1）S：具体的であること

　S は Specific の頭文字で、「具体的である」ことです。たとえば、「運動をがんばる」というような目標は具体性に欠け、モチベーションも維持しにくくなります。また、成果も測れません。「いつ」「何を」達成するのかを、具体的に決めることが大切です。

【例】

　運動をがんばる→通勤の際に 1 駅分はや歩きする

2）M：測定可能であること

　M は Measurable の頭文字で、「測定可能である」ことです。数字で測れるようなものであれば、どの程度目標が達成できたのかが明確となり、モチベーションの維持に役立ちます。

【例】

　運動をがんばる→通勤を徒歩に変えて、これまで 1 日 7,000 歩だった歩数を 10,000 歩にする

3）A：達成可能であること

　A は Attainable の頭文字で、「達成可能である」ことです。目標という荷

154

物は、「ちょっと背伸びをすれば届く」棚に置くことが大切です。つまり「簡単ではないけれど、非現実的で達成不可能なことではないレベルである」と本人が感じることが重要なのです。

【例】

運動をがんばる→職場ではエレベーターを使わず、階段を使う

4）R：現実的であること

R は Realistic の頭文字で、「現実的である」ことです。仕事や家庭などの状況を照らし合わせて、現実に即した目標にすることが必要です。

【例】

運動をがんばる→犬の散歩をする時間をこれまでより5〜10分増やして、15〜20分にする

5）T：時間の基準（限定設定）があること

T は Time-based の頭文字で、「時間の基準（限定設定）がある」ことです。「いつまでに目標を達成したいか」という期限を決めることにより、達成までの具体的な計画を立てることができ、目標達成の確率を高めることができます。

【例】

運動をがんばる→通勤の際に1駅分はや歩きをし、半年で体重を5kg落とす

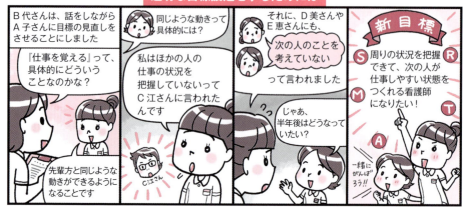

　A子さんは仕事をがんばって覚えてきているようですが、自分の仕事のことしか考えられていないことがわかってきました。A子さんの教育係であるB代さんは、話をしながら彼女の目標を見直させることにしました。B代さんは「SMART（スマート）の原則」を念頭に置きながら、A子さんに質問しました。するとA子さんは具体的な目標を立てることができ、前向きな気持ちになってきたようです。

おさらいワンポイント

- よい目標は、目標設定をした本人を前向きな気持ちにさせ、目標達成の確率を高める。
- よい目標であるかどうかを見きわめるために「SMART（スマート）の原則」を活用する。

3 現状「Reality」を把握する

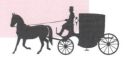

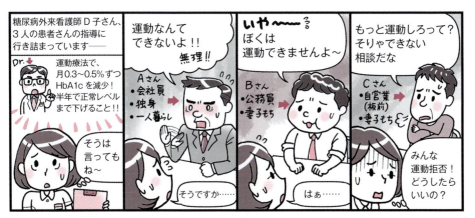

　糖尿病患者のA、B、Cさんは全員40歳代の男性で、HbA1cは同レベルの7.8%です。「運動療法で月0.3〜0.5%ずつHbA1cを減少させ、半年かけて正常レベルまで下げるように！」という医師からの指示が出ました。糖尿病外来看護師のD子さんは3人に療養指導をしましたが、3人とも「運動をすることができない」と主張し、なかなか思うようにいきません。

GROW モデルの R とは

GROW モデルの R には、「**Reality（現状を把握する）**」と「**Resource（資源を発見する）**」の 2 つの意味がありますが、まずは前者の Reality について説明します。

Reality とは「目標に対して現状はどういう状態なのか」、つまり「目標と現状との差を明確にする」ということです。何ができていて、何ができていないのか、できていない理由や妨げとなっているものは何かをあきらかにする段階です。

これまでに何度も述べてきましたが、人はそれぞれ置かれている立場や考え方、価値観が異なります。ですから、同じ目標をもつ人が複数存在しても、個々の現状、目標達成プロセスは、まったく異なるということを今一度しっかりと認識しておかなければなりません。また、現状を把握せずに、あいまいなままにしてしまうと、何ができていて何が問題（障害）なのかが明確でないため、どのようにすれば目標を達成することができるのかが、わからなくなってしまいます。

現状がわかれば問題解決ができる

たとえば、山登りにおいて「山の頂上に立ち、景色を望む」という同じ「目標（G）」をもった人が複数人いたとします。しかし、これらの人の置かれている「現状（R）」を明確にしてみると、山登りに必要な道具や体力、経験、協力者、休暇の取りやすさなど、現状がまったく同じである人は、皆無に等しいということがたやすく想像できるかと思います。だからこそ、現状をきちんと把握することが必要となってくるのです。

部下や患者さんの目標が明確に定まったら、次に目標達成や問題解決のためにどのような行動が必要なのか、現状を話してもらえるような質問を投げかける努力をしてみましょう。以下に例をあげます。

【例】

「今は目標の何%くらいできていますか？」

「糖尿病の治療を行ううえで、今一番困っていることは何ですか？」

「何が解決すれば、運動ができるようになるでしょうか？」

「リンコントロールができないと思われている理由は何でしょうか？」

思い込みや見落としを解消する

　また、現状や置かれた状況について思い込み（信念、ビリーフ）や見落としがないかについてもチェックするようにしましょう。思い込みを解消する方法として、バイロン・ケイティの「ワーク」があります。このワークは、とても効率的に確実なかたちで個々の思い込みを的確に指摘して、解消する手助けをしてくれます。くわしくは、第4章-7（p.174）で解説します。

　ただし、部下や患者さんのなかには、現状を素直に上司や医療スタッフに話すことに不安やとまどい、恥ずかしさなどといった心理的抵抗感をもっている人も少なくありません。まずは第1章-5（p.27）で説明した環境設定を行い、ラポール（信頼関係）を築く努力をします。そして話すことを強く促すのではなく、相手がどのような理由から抵抗感をもっているのかを探り、対応策を柔軟に考えていくことが大切です。不安がある場合は、言葉だけでなく、さまざまな非言語メッセージを通じて相手に安心感を与えるようにしてみましょう。また、とまどいがある場合は、「まず、○○から考えてみましょう」と声をかけ、すこしずつあきらかにしていきます。抵抗が強い場合は、「何か気になることはありませんか？」と質問し、抵抗の原因を探るようにしましょう。

問題解決の糸口をみつけるためには

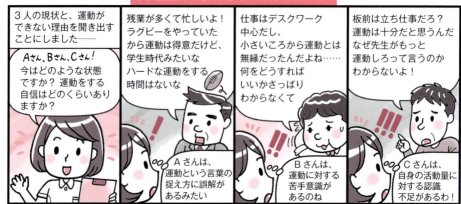

　D子さんは、3人の現状である「運動療法ができない」理由を把握するために質問しました。すると、Aさんには運動という言葉の捉え方に誤解が、Bさんには運動に対する苦手意識があり、Cさんには自身の活動量に対する認識不足がありました。それぞれの現状を把握することで、問題解決の糸口が見つかりそうです。

おさらいワンポイント

- GROWモデルのRには、「Reality（現状を把握する）」と「Resource（資源を発見する）」の2つの意味がある。
- Realityとは、何ができていて何ができていないのか、できていない理由や妨げとなっているものは何かなど「目標と現状との差を明確にする」ことである。

4 資源「Resource」を発見する

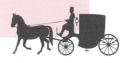

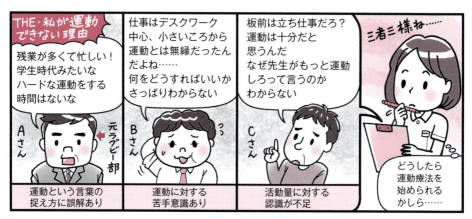

　糖尿病患者のA、B、Cさんは全員40歳代の男性で、HbA1cは同レベルの7.8%です。「運動療法で月0.3～0.5%ずつHbA1cを減少させ、半年かけて正常レベルまで下げるように！」という医師からの指示が出ました。糖尿病外来看護師のD子さんは3人に療養指導をしましたが、3人とも「運動をすることができない」と主張し、なかなか思うようにいきません。

　D子さんは3人の現状である「運動療法ができない」理由を把握するために質問しました。すると、Aさんには運動という言葉の捉え方に誤解が、Bさんには運動に対する苦手意識があり、Cさんには自身の活動量に対する認識不足がありました。どうしたら運動療法を始めることができるでしょうか？

GROW モデルの R とは

　前の項目でお話ししたとおり、GROW モデルの R には、2 つの意味があ
ります。この項目では、もう 1 つの R である「**Resource（資源を発見す
る）**」について説明します。Resource とは、「Goal（目標）と Reality（現
状）の差を埋めるために活用できる資源を見つける」ということです。GROW
モデルでいう「資源」とは、「人、物、お金、情報、知識、経験、時間など」
を指します。

活用できる資源を見つける

　GROW モデルの「資源」は、モデリング（modeling）、自己効力感（self-
efficacy［セルフエフィカシー］）、社会的支援（social support［ソーシャ
ルサポート］）、ストレス対処法（stress management［ストレスマネジメ
ント］）などの健康行動理論の考え方にも通じるものがあります。

1）モデリングとは

　モデリングとは、モデルの行動を観察することによって得られる学習効果
のことを指し、「**模倣学習**」ともいわれます。モデルとなる人の性、年齢、置
かれた状況などが本人と似ていればいるほど、学習効果が高まります。

2）自己効力感とは

　自己効力感は、アルバート・バンデューラによって提唱されたもので、「人
はある行動が望ましい結果をもたらすと思い、その行動をうまくやることが
できるという自信があるときに、その行動をとる可能性が高くなる」と考え
ます。「自分はその行動をうまくやることができる」という自信は、①自己の
成功体験、②代理的経験（モデリング）、③周りの人からの言語的説得、④そ
の行動をとることによる生理的・情緒的状態の 4 つの情報源から生まれます。
このうち、前者 2 つが、GROW モデルの資源に関係しています。

表 ● 資源を引き出す質問例

健康行動理論	健康行動理論に対応する資源	質問例
モデリング	人、知識	・目標とする人はいますか？ ・うまくやっている人は、事前準備をどのようにしているのでしょうか？
自己効力感	人、経験	・ダイエットで成功した経験はありませんか？ ・周りで同じような状況を克服した人はいませんか？
社会的支援	人※	・その情報は、誰に聞けばわかりますか？ ・金銭的にサポートしてくれそうな方はいませんか？ ・周りで協力してくれる人はいませんか？
ストレス対処法	人、情報、知識	・たばこに手が伸びそうなときの対処法はありますか？ ・気分転換に何をしていますか？

※人に付随して物、お金、情報、知識、時間などの資源も手に入る。

3) 社会的支援とは

　社会的支援とは、本人が周りの人たちから提供される有形または無形の支援をいいます。これには、**情緒的支援**（本人のことを心配する、悩みや困り事を一緒に考えるなど）、**手段的支援**（本人のための食事を作る、受診のつき添いや送迎をするなど）、**情報的支援**（問題解決のためのアドバイスや情報を提供するなど）があります。患者さんにとって家族は、この社会的支援の最大の担い手であり、またわれわれ医療スタッフは、患者さん本人やその家族に対する社会的支援の担い手となります。部下にとっては、家族や友人、職場の同僚や上司、指導者からの支援が、大きな励みとなります。

4) ストレス対処法とは

　ストレス対処法とは、自分のストレス因子とストレス反応の関係を理解して、そのストレス因子および反応に対する対処法を実践することにより、ストレス緩和を図る方法です。

多くの資源を引き出す質問

　目標や現状が明確であればあるほど、資源も見つけやすくなります。人は、自分自身の目標を「自分一人で何とか達成しなければならない」と思うと余裕がなくなり、憂うつな気分になりがちです。とくに過去に失敗した経験をもつ人は、なおさらそのような思いが強くなります。「活用できる資源がたくさんある」ということを認識してもらうことにより、患者さんや部下の気持ちを軽くすることができます。1つの資源だけにとらわれることのないよう、さまざまな資源について質問をしてみましょう（表）。**本人から多くの資源を引き出すことで、目標に早く到達する**ことができます。患者さんの資源の1つとして、われわれ医療スタッフの名があがるようになればうれしいですね。

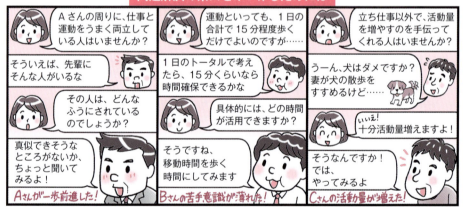

　D子さんは3人の資源を把握するために質問をしました。すると、Aさんは運動を実践している身近な人物が思い浮かんだようです。Bさんは自分が活用できる時間を見つけて実現できそうな目標を立て、Cさんは「犬の散歩に行く」という目標を立てることができました。

おさらい ワンポイント

- GROW モデルの Resource（資源を発見する）とは、「Goal（目標）と Reality（現状）の差を埋めるために活用できる人、物、お金、情報、知識、経験、時間などの資源を見つける」ことである。
- 目標や現状が明確であればあるほど、資源も見つけやすく、また資源が多ければ多いほど、目標に早く到達することができる。

こんなときどうする？お悩み解決 Q&A

Q6 ていねいな指導を心がけると、時間が 40 ～ 50 分くらいかかってしまいます。30 分以内に収めるにはどうしたらよいでしょうか？

A Q4（p.114）の会話例のように、指導時間が何時までなのかをあらかじめ患者さんに伝えておくことで、患者さんのみならず医療スタッフ側も「時間に限りがある」ということを認識できます。ちなみに筆者の栄養指導配分を GROW モデルにあてはめてお伝えすると、G（Goal）と R（Reality と Resource）で 10 ～ 15 分、O（Options）で 10 ～ 15 分、W（Will）で数分～ 5 分の計 30 分です。もし Options の際に、患者さん本人の口から具体的な改善方法が出てこなければ、シンプルで具体的な提案を 1 つだけします。具体的とは、たとえば「減塩をしてはどうですか？」ではなく、「お弁当の漬物とソースやしょうゆなどの調味料袋を残すのはどうですか？」というようにすることです。提案が受け入れられ、本人に知識がない場合は、ここで専門家の立場から提案したことに関する知識のみをわかりやすく説明します。すべてを教えよう、伝えようと意気込む必要はありません。長々と説明しても人の記憶にインプットされる部分は、ごくわずかです。

5 選択肢や方法「Options」を考える

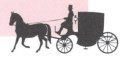

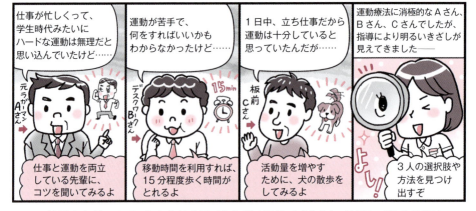

　糖尿病患者のA、B、Cさんは全員40歳代の男性で、HbA1cは同レベルの7.8%です。「運動療法で月0.3〜0.5%ずつHbA1cを減少させ、半年かけて正常レベルまで下げるように！」という医師からの指示が出ました。
　糖尿病外来看護師のD子さんは3人の資源を把握するために質問しました。すると、Aさんは運動を実践している身近な人物が思い浮かんだようです。Bさんは自分が活用できる時間を見つけて実現できそうな目標を立て、Cさんは「犬の散歩に行く」という目標を立てることができました。運動療法に消極的な3人に明るいきざしが見えてきました。どうすれば3人の選択肢や方法が見つかるでしょうか？

GROW モデルの O とは

GROW モデルの O は「Options」です。「Options」とは、現実と目標との差を埋め、目標を達成するための具体的な行動の選択肢や方法を考え、そのなかから実行の優先順位を決定することです。

選択肢や方法を考える

選択肢や方法は、本人主体で最低でも 3 つ、可能であればそれ以上のものをできるだけたくさん考え出してもらいます。予算や時間などの制限を抜きにし、こちらがばかばかしいと思うような行動案も含めて、ここでは解決に役立ちそうな案を「数多く出す」ことがポイントとなります。選択肢が多ければ多いほど、早く目標までたどり着く可能性が高くなります。

その際に私たちが注意すべきことは、患者さんや部下が案を出しているあいだは、**間違いを指摘せず、意識して傾聴に努めるということ**です。私たちは、患者さんや部下が間違った行動目標を口に出すと、つい指摘したり、修正したりしがちです。しかし、間違いを指摘してしまうと、本人の考える意欲を奪ってしまうことにつながりかねず、絶対に気をつけなければなりません。いろいろな方法を考え出したあと、ベストな方法を選択する際に「これらの方法を実行することによるメリットとデメリットは何ですか?」と質問してみることで、本人自身が、誤った選択肢に気がつきやすくなります。それでも気がつかない場合は、第 2 章 -15 (p.106)、第 2 章 -16 (p.110) でお話ししたように、「許可を取ってから提案」すると効果的です。たとえば、「今出していただいた方法のなかで気になる点があるのですが、お話ししてよろしいですか?」と本人に許可を取ってから、「この方法は、あなたの体には負担が大きすぎるので、私は心配です」などというふうに、第 2 章 -9 (p.78) で紹介した承認の伝え方のスキルである I メッセージを用いながら説明することで、本人も「頭ごなしに否定された」という気持ちにならず、気持ちよ

くこちらの提案を受け入れてくれるようになるはずです。

　その後、考え出された行動案に対して、時間とお金はどの程度必要か、難易度や達成の効果などを考え、取り組みの優先順位をつけます。

【選択肢や方法を考えられる質問例】

「予算の制限が何もないとしたら、どのような方法を思いつきますか？」

「時間の制約がなければ、ほかに何ができますか？」

「いつもはどのような方法でやっていますか？」

「ほかに新しいやり方はないでしょうか？」

「目標としている人が実行している方法は何ですか？」

「所要時間を短くする方法はありませんか？」

「○○と聞いて、パッと思いついた方法はありませんか？」

「何かひとひねりしてみようと思う部分はありませんか？」

「逆の発想をしてみることはできませんか？」

「選択肢のなかで組み合わせてできる方法はありませんか？」

【優先順位をつけるための質問例】

「実行することによるメリットとデメリットを５つずつあげてください」

「優先順位が一番高いのは何ですか？」

「一番やりやすいところから始めるとしたら、どこですか？」

「これまでに一番うまくいった方法はどういう方法ですか？」

「選択肢のなかで、どの方法が一番しっくりきましたか？」

「一番安あがりなのはどの方法ですか？」

「一番効果が大きいのはどの方法ですか？」

考えてもらう時間をつくる

　みなさんは、目的を達成するための方法を患者さんや部下に考えてもらう機会をつくっていますか？「指導の時間が気になるので、ついつい方法を話してしまう」という声をよく聞きます。しかし、本人の口から、すぐに行動

案が出ないからといって、焦る必要はまったくありません。そのような場合は「次回までに考えておいてくださいね」と宿題にすることで、継続的な指導へ結びつけやすくなります。そして、「次回までに、実行すると効果的な方法を1つだけ説明したいのですが、よろしいでしょうか？」と許可を取り、提案しましょう。提案は、医療スタッフや上司の専門性、また、これまでの経験で培ってきたスキルを最大限に活かせる場です。くり返しになりますが、提案は「シンプルで具体的で、なおかつ実行可能なもの」にしましょう。

選択肢や方法を見つけるためには

仕事と運動の両立をしている先輩は、どんなふうにされているのですか？

Bさん、どの移動時間を歩く時間に使えそうですか？

Cさん、1日のうち、犬の散歩に行けるのは、いつですか？

ジムの予約をとって、予定として入れ、仕事帰りに寄っているみたいだ

駅でいつもエスカレーターを使っているのを、階段にしようかなと思って

市場から帰ったときと、定休日なら夕方にも行けるかな

それではAさん、残業時間を短くする方法を考えないと！

運動に苦手意識がなければ、ほかにどんな方法が考えられますか？

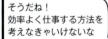
もし、犬の散歩ができないときは、どんな運動をしますか？

そうだね！効率よく仕事する方法を考えなきゃいけないな

駅まで歩くとか、1駅手前で降りて歩いて帰るとかかな

散歩できないときは、ストレッチだけでもするようにしてみるよ！

D子さんは、3人の選択肢や方法を見つける質問をしました。すると、それぞれの患者さんから実行可能な運動の案を引き出すことができました。

おさらいワンポイント

- GROWモデルの「Options（選択肢や方法を考える）」とは、具体的な行動の選択肢や方法を考え、そのなかから優先順位を決定することである。
- 選択肢が多ければ多いほど早く目標までたどり着きやすいため、解決に役立ちそうな案を「数多く出す」ことが大切である。

6

目標達成の意志、決心「Will」を確認する

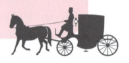

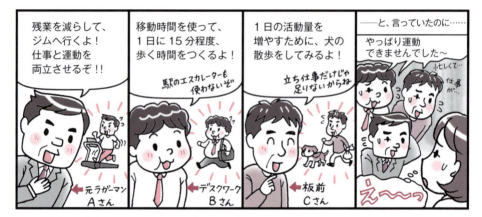

　糖尿病患者のA、B、Cさんは全員40歳代の男性で、HbA1cは同レベルの7.8%です。「運動療法で月0.3～0.5%ずつHbA1cを減少させ、半年かけて正常レベルまで下げるように！」という医師からの指示が出ました。
　糖尿病外来看護師のD子さんとの前回の療養指導では、行動目標が定まりました。しかし、それだけで指導を終えたところ、一歩指導室を出て仕事モードになったとたん、3人ともまたいつもの生活に戻ってしまったようです。どうしたら運動を継続できるでしょうか？

GROW モデルの W とは

　GROW モデルの W とは「Will」です。「Will」とは、目標を達成するための行動が決まったときに、「いつまでに何をするか」「本当にやる意志はあるのか」など、**本人の気持ちを確認すること**をいいます。

　みなさんは、「あんなに張りきって"やります！"と宣言していたのに、なぜ実行できなかったのかしら？」と首をかしげたくなるような患者さんや部下に出会ったことはありませんか？ それは、指導や相談の最後に「行動を促す質問」が足りなかったからかもしれません。また本人が、相談の終了時に5W2H（Who：誰が、What：何を、When：いつまでに、Where：どこで、Why：なぜ、How：どうして、How much：どのくらい）に基づいた具体的な行動計画をイメージすることができなければ、行動変容が起こる可能性は低いと考えなければなりません。「無理をしていませんか？ 実行できそうですか？」と限定質問を投げかけ、かならず確認をとって、答えが「No」の場合は、目標設定からやり直すようにしましょう。また、「Yes」の場合でも、非言語メッセージ（身振り・声・表情）に注目し、本心であるかどうかの確認をとる必要があります。もし非言語メッセージから「No」のサインを読み取った場合は、その点をかならず質問するようにしましょう。

　さらに「実行した成果をいつ私に報告してくださいますか？」という W（Will）の質問を加えることにより、**継続的な指導や相談につなげる**ことができます。

Will の質問例

　Will の質問には「行動を促す質問」のほかにも、行動内容の確認や意志・決心を確認する質問などがあります。以下に質問例をあげます。

【行動内容を確認する質問例】

　「まず、どこから手をつけましょうか？」

「どういう手順で進めていきますか？」

「〜についてもうすこしくわしく聞かせてください」

【行動を促す質問例】

「〜についていつまでにやりましょうか？」

「〜はいつから始めますか？」

「そのためには、1つの作業について何日かかりますか？」

「1週間以内にできるのは、何と何ですか？」

「次に何をしますか？」

「自分で自分のやる気を高めるためにできることはありませんか？」

【意志・決心を確認する質問例】

「いつ私に報告してくれますか？」

「途中で進捗状況をチェックするのは、いつにしましょうか？」

「この目標を達成するために、私に何かできることはありませんか？」

「絶対にやると、決めましたか？」

「やる気がわき上がってきた感じがしますね。どうですか？」

「成功したら、自分にどんなごほうびをあげましょうか？」

「これをやり遂げたら、どんな気持ちになりますか？」

「かならずやってくださいね。期待していますよ」

　また、継続指導や相談を行うときには、かならず評価の質問をし、本人の気づきを大切にしながら、行動後の状況を把握するようにします。

【評価の質問例】

「やってみてどうでしたか？」

「何か気がついたことはありましたか？」

「最初の目標に対して何％くらい実行できましたか？」

「その理由は何ですか？」

「ほかにどのような方法があったと思いますか？」

　コーチングを通じて、患者さんや部下が目標を決め、行動計画を策定し、行動に移したとします。しかし、コーチングはそれだけで完了ではありませ

ん。なぜなら、患者さんや部下が立てた行動計画がかならずうまくいくという保証はないからです。ですから、医療スタッフや上司はタイミングよく進捗状況を確認して、フォローしていくことが大切なのです。

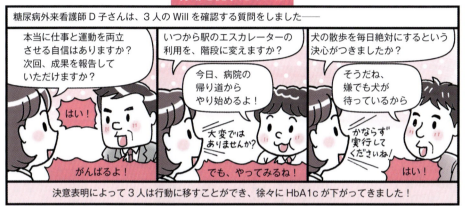

糖尿病外来看護師のD子さんは、3人のWillを確認する質問をしました。患者さん自身やD子さんへの約束、そして決意表明をすることにより、3人はモチベーションが高くなって行動に移すことができ、徐々にHbA1cが下がってきました。

おさらいワンポイント

- GROWモデルの「Will」とは、目標を達成するための行動が決まったときに、本人の気持ちを確認することをいう。
- 継続指導や相談につなげるためには、「いつ私に報告してくれますか？」というWillの質問を使うと効果的である。

7

思い込みを解消する

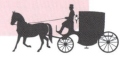

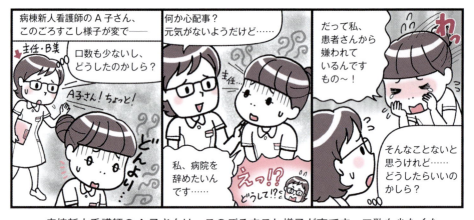

　病棟新人看護師のA子さんは、このごろすこし様子が変です。口数も少なくなり、「病院を辞めたい」と言うようになりました。主任のB美さんが、よくよく話を聴いてみると、「私は入院患者さんから嫌われている」と思い込んでいることがわかりました。

バイロン・ケイティのワーク

これまで「GROWモデル」について説明してきました。第4章-3（p.157）でお話しした「現状『Reality』を把握する」では、置かれた状況についての思い込み（信念、ビリーフ）についてもチェックすることが大切であると説明しました。この項目では、「思い込み」を解消する方法として、バイロン・ケイティのワーク[1, 2]を中心にくわしく説明します。

思い込みとは

「思い込み」とは、ある物事を自分の経験によって築いた世界観をもとに主観的に「こうである！」と**偏った見方をすること**を指し、類義語として「偏見」や「先入観」などがあげられます。ある問題や状況を客観的に見て判断しないということは、時として人間関係や仕事上のトラブルなどにもつながります。一般的に「思い込み」は、よくないものとして認知されがちですが、よい作用を及ぼすこともあります。たとえば、「"自分は絶対に成功する"という信念をもって行動することによって、本当に成功を手に入れた」、これも思い込みの一種なのです。このように「思い込み」には、プラスとマイナスの二面性があるのです。

思い込みを解消する

心理学において思い込みは、「決めつけの思考」「欲望」「感情」「自己意識」という4つの認知バイアス（人間のものの受け取り方や考え方［認知］が、他の影響を受けて偏ってしまうこと）からなるといわれています。認知バイアスを解消する方法はさまざまありますが、この項目では**バイロン・ケイティのワーク「4つの質問と置き換え」**を用いた方法について説明します。

1）4 つの質問と置き換え

まずは、思い込みに対し、4 つの質問をします。

①「それ（その思い込み）は本当ですか？」

　→答えが「Yes（はい）」であれば②の質問へ、「No（いいえ）」であれば③の質問へ進みます。

②「あなたは、それが絶対に本当だと言い切ることができますか？」

③「その考えを信じる（もち続ける）とき、あなたはどう反応しますか？」

④「その考えがなければ、あなたはどんな人になりますか？」

上記の 4 つの質問をし、その後、置き換えの作業を行います。

①「思い込みを反対の言葉に置き換えてください」

②「①に置き換えたあとの理由を 3 つあげてください」

③「ほかに思い込みの置き換えはできますか？　その置き換えは真実味がありますか？　理由を 3 つあげてください」

このワークは、とても効率的に確実なかたちで個々の思い込みを的確に指摘して、なくす手助けをしてくれます。患者さんや後輩だけでなく、自分自身の思い込みを解消する一助となります。

2）実際の使用方法

「私はほかの人よりも不幸になる」という思い込みをしている患者さんの場合を例にあげて、実際の使用方法を紹介します。

【4 つの質問】

①「それは本当ですか？」

　→はい、本当です。

②「あなたは、それが絶対に本当だと言い切ることができますか？」

　→幸せなときもあるから絶対とは言い切れないけれど……。でも、その幸せを奪うような出来事が起こるのです。子どものころから腎臓が悪くて、したいこともできなくて、透析もしなくてはいけなくなったから……。だから、最終的に私は一番不幸な人間なのです。

③「その考えを信じる（もち続ける）とき、あなたはどう反応しますか？」

176

→ひどく落ち込み、何も手につかず、悲しくなって泣き疲れて眠ってしまいます。透析に行きたくないと思うときもあります。

④「その考えがなければ、あなたはどんな人になりますか？」

→いつも笑顔でいられるし、活動的で安心して眠ることができます。透析とも仲よくつき合っていけそうです。

【置き換えの作業】

①「反対の言葉に置き換えてください」

→私はほかの人よりも幸せになる。

②「理由を３つあげてください」

→ 1）やさしい夫に出会えた。2）子どもたちもやさしく、私を気遣ってくれる。3）透析はしているが、自分の専門を活かした仕事をすることができている。

③「ほかに思い込みの置き換えはできますか？」

→夫は、ほかの人よりも不幸である。→ 1）病気の私と結婚したから。2）私がわがままだから。3）最近、父親を亡くしたから。

「反対の言葉に置き換えてください」

→夫は、他の人よりも幸せである。

「理由を３つあげてください」

→ 1）子どもたちがやさしいから。2）子どもたちが元気だから。3）仕事が順調だから。

＊　　　　＊　　　　＊

ワークを進めていくうちに、自分だけが不幸なのではない、自分は不幸ではなく幸せな部分もあることに気がつきます。つまり、自分の周りの世界が悪いのではなく、自分がとらわれている思い込みが、自分を不幸にしているのだということを悟るようになるのです。

このように、現状「Reality」を把握する際は、本人の「思い込み」にも目を向け、マイナスの思い込みがあれば、それを解消しましょう。

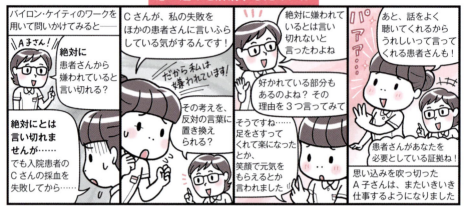

　B美さんは、バイロン・ケイティのワークを用いてA子さんに問いかけました。すべての質問を終えると、A子さんは、自分の思い込みにとらわれすぎていたことに気がつきました。そして、以前のようにいきいきと仕事をするようになりました。

おさらいワンポイント

- GROWモデルの現状「Reality」を把握する際は、本人の「思い込み」についてもチェックすることが大切である。

引用・参考文献

1) バイロン・ケイティほか．ザ・ワーク：人生を変える4つの質問．ティム・マクリーンほか監訳．東京，ダイヤモンド社，2011，326p．
2) バイロン・ケイティ．バイロン・ケイティのワーク：苦しみの終わり．http://thework.com/sites/thework/downloads/little_book/Japanese_LB.pdf（2018年3月現在）．

8

STARコンセプト：行動を評価する

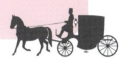

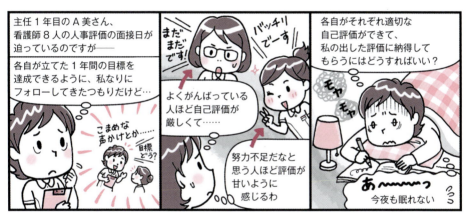

　1病棟看護師主任のA美さんは、主任1年目です。今年から、1病棟の看護師8人の人事評価をしなくてはなりません。春には個々に面接を行い、各自1年間の目標を立ててもらいました。A美さんなりに、それぞれの看護師に対してこまめに声かけを行い、目標達成ができるようにフォローをしてきたつもりです。しかし、中間評価をしてもらうと個々の目標に対する評価がずいぶん違います。A美さんは考え込んでしまい、面接日までの1週間、眠れない日々が続きました。

評価する際の4つの要素

　これまでGROWモデルについて説明をしてきました。第4章-6（p.170）の「目標達成の意志、決心『Will』を確認する」では、行動に対する意志・決心などの気持ちを確認するとともに、その後の評価についても述べました。この項目では、評価する際に焦点を当てる4つの要素「**STARコンセプト（表）**」について説明します。

STARコンセプト

　コーチングを通して患者さんや部下自身が行動目標を設定して行動に移したあと、あなた自身がタイミングよく定期的に行動を評価してフォローすることによって、目標を早く達成する確率が高くなります。この相手の行動を評価する際に役立つのが「STARコンセプト」です。

　「STAR」とは、4つの要素の英語「Situation」「Task」「Attitude」「Result」の頭文字をつなげたものです。STARコンセプトは、この4つの要素を「S→T→A→R」の順に質問し、現在までの行動を評価する方法です。患

表 ● STARコンセプト

	要　素	意　味	質問によって確認する事項
S	Situation	状況・背景の確認	・状況はどうか？ 問題はあるか？ ・予定どおり進んでいるか？ ・支援は必要か？
T	Task	やるべきことの確認	・その日までにやるべきことは何であったか？
A	Attitude	実際の行動内容の確認	・具体的に何をどれだけやったか？ ・その理由は？
R	Result	結果の確認	・どのような結果であったか？ ・自己評価は？ ・できたこと、できなかったこと、またその理由は？ ・次に何をする予定か？

者さんの継続的な教育はもちろんのこと、部下の進歩（成長）状況の評価にも役立つスキルです。

STARコンセプトを用いるときに注意すべきことは「**本人が事実を話せるような環境設定や信頼関係の構築をする**」という点です。また、本人の話している内容を傾聴し、承認を行うことも大切です。

1つ目の要素「Situation」とは、状況・背景を確認する、つまり「どのような状況だったのか？」という事実をあきらかにする段階です。2つ目の要素「Task」とは、やるべきことの確認、つまり「その状況下において自分のすべきこと、役割が何だったのか？」に焦点を当てる段階です。3つ目の要素「Attitude」とは、実際の行動内容を確認する段階です。状況と役割をあきらかにしてから、「何をしたのか、しなかったのか」を具体的に引き出します。そして4つ目の「Result」とは、結果の確認を行う段階です。「その行動の結果、どのような変化が生まれ、それをどのように自己評価しているのか？」を確認します。とくに「Result」のところで、下記のような内容についてくわしく掘り下げることで、より明確な目標設定を行うことができ、行動変容に結びつきやすくなります。

1）目標の達成水準（本人の考え）を確認する

①目標に対する達成度はどのくらいか。

②各目標の評価はどうか。

③自分の評価に対する行動の割合はどの程度か。

2）本人の行動をもとに上記1）と考える理由について確認する

①具体的にどのように考え、行動したか。

②自分の考えや行動以外の要因には何があったか。

3）設定した目標水準および達成水準が妥当であったかどうかを確認する

①目標は適切であったか。

②現状把握の仕方はどうであったか。

③設定した目標は、現在の課題の克服に効果的であったか。

4）計画が適切であったかどうかを確認する

①目標と実行計画が適切なものであったか。

②マイナス要因やリスクを認識していたか。

③行動計画・スケジュールの組み立ては適切であったか。

5）進め方が適切であったかどうかを確認する

①計画どおり行動できたか。

②障害に対して適切な解決策をとったか。

③医療スタッフ（またはメンバー）の役割は妥当であったか。

④計画や行動（または仕事の進め方）の改善は行われたか。

⑤計画や行動（または仕事）の内容は能力にマッチしていたか。

6）インプットについて確認する

①投入した資源（人・物・金）は適切であったか。

②情報の活用はどうであったか。

③知識・技術は十分であったか。

7）今後の課題について確認する

①今後はどのようなことに注意すればさらによくなるか。

②どのような援助を医療スタッフ（または上司）に期待しているか。

③目標を達成するためには、今後、どのような取り組みが望ましいか。

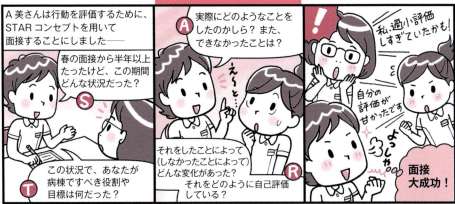

　A美さんはSTARコンセプトを用いて面接することにしました。STARの質問を順に投げかけることによって、過小評価していた看護師は、自分の行った行動に対して自信がもてるようになり、過大評価していた看護師は、自分の認識が甘かったことに気がつきました。

おさらいワンポイント

- 行動を評価する方法の1つとして「Situation」「Task」「Attitude」「Result」という4つの要素を組み合わせた「STARコンセプト」が有用である。
- コーチングの基本スキルを用いて、本人が事実を話せるように配慮することが大切である。

9

グループコーチング

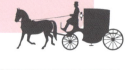

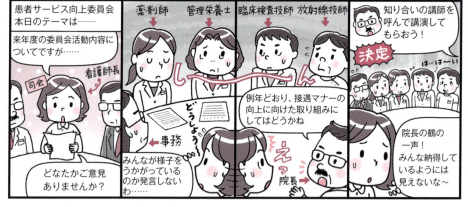

　月に1回の「患者サービス向上委員会」の会議が開かれました。院長や看護師長をはじめ、事務、薬剤師、管理栄養士、臨床検査技師、診療放射線技師など各部門から委員会メンバーが集まっています。今日の議題は、「来年度の委員会活動内容」についてです。しかし、会議が始まっても、いつものように出席者からの発言はありません。みんな様子をうかがっているようです。記録係を兼ねた司会の看護師長が、困惑しています。そこへ院長が話し始めました。結局、院長の鶴の一声で活動内容は決まり、みんなが納得した気持ちになれないまま、会議は終了しました。

グループ間のコミュニケーション

　今までは、おもに一対一のコミュニケーションの例を中心にコーチングのスキルについて説明してきました。しかし、コーチングは一対一だけでなく、会議やミーティング、患者さんの集団教育など、グループ間のコミュニケーションにおいても役立ちます。この項目では、「グループコーチング」についてお話しします。

グループコーチングとは

　グループコーチングは、メンバーのもつさまざまな情報やアイデアを引き出し、お互いに理解を深めながら、協働意欲を高めるという考えのもと、成り立っています。

　グループコーチングと似た考え方に、「**ファシリテーション**」があります。ファシリテーションは、会議やワークショップなどの場面を想定した限定的なもので、どちらかというと異質なグループや、利害関係が異なるメンバーの意見や利害を調整することを目的としたものです。

　一方、グループコーチングは、参加しているメンバーのもっている力やアイデアを最大限に引き出そうというものです。ファシリテーションにおけるファシリテーターは調整役であるため、すみやかな進行のためには参加者よりも少ない人数であることが好ましいですが、グループコーチングにおけるコーチ役（司会者）は、一人である必要はありません。全員がコーチであっても問題ないのです。

グループコーチングのメリット

　グループコーチングを行うことで、次のようなメリットが期待されます。
- 参加者同士が協力し合い、仲間意識が強くなる。

- コミュニケーションレベルが高くなる。
- 自分が発言したことに対して、コーチ以外の参加者からアドバイスが得られる。
- 視点が広がる。
- ほかの人の考えや話を聴くことができ、参考になる。

ただし、1グループ4〜8人程度で行うのが理想です。人数が多すぎると時間がかかるため、十分な経験がないと収拾がつかなくなってしまいます。会議にコーチングを用いることにより、以下のメリットも得られます。

- 会議時間が短くなる。
- 決められた時間に終了する。
- 出席者全員が積極的に会議へ参加することができる。
- 参加者全員の意見や立場が明確になる。
- 記録が残る。
- 会議終了後の行動目標が明確になる。
- 出席者全員が会議を通じて成長する。

グループコーチングの原則

　グループコーチングにおいても、信頼性が大切です。そのため、グループコーチングを始める前には、かならず参加者全員の前でルールを口頭で伝えて、同意を得ます。全員の前で伝えることで、参加者一人ひとりが、同じ問題解決の意識をもち続け、お互いの立場を尊重しつつ、お互いのよさを引き出すような雰囲気が生まれやすくなります。以下のルールを参加者に伝えましょう。

- 参加者同士で中傷や批判をしない。
- 発言をするときは短い言葉で要領よく伝える。
- 参加者の話に耳を傾ける。
- 順番を守る。

- 順番以外で発言するときには、コーチ役（司会者）の許可を得る。
- すべての進行はコーチ役（司会者）に従う。
- 話し合われた内容を他言しない（とくに個人情報や院内情報などの守秘義務）。

グループコーチングの手順

グループコーチングの手順を説明します。

①開始時に、あいさつをかねて開始のセレモニー（起立・礼）をし、会議に集中させる。

②進行の担当者（司会・記録係・時計係・発表係）を決める。

③話し合う内容、もしくは目標、終了時刻などを確認する。

④会議を開始する。

1）司会者（もしくは担当者）が議題の内容、目標、問題点を説明する。

2）司会の隣から1人ずつ順に意見や考えを聞く。

3）意見の追加がないかどうか確認する。

4）司会者が自分の意見を出し、全員の総意を決定する。

5）決定について全員の意見を聞く。

6）テーマごとに1）〜5）をくり返す。

⑤この会議の感想を司会の隣から1人ずつ順に聞く。

⑥会議終了のあいさつと終了のセレモニー（起立・礼）をする。

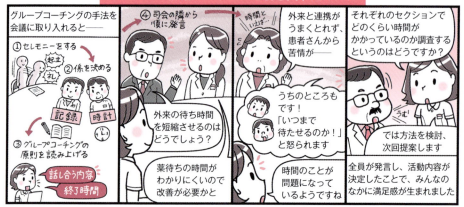

　司会の看護師長は、グループコーチングの手法を会議に取り入れてみることにしました。記録は臨床検査技師、時計係は診療放射線技師が担当することになりました。まず、最初にみんなでセレモニー（起立・礼）をし、グループコーチングの原則を読み上げました。出席者全員が順番に発言し、みんなの意向にそった活動内容に決定したことで、みんなのなかに満足感が生まれました。また、時計係を設けたことで、残業することなく、いつもよりも短い時間で会議が終了しました。メンバーのなかには小さい子どもをもつお母さんもいましたが、延長保育をすることなく、子どもの迎えに行くことができました。

おさらいワンポイント

- グループコーチングは、メンバーのもつさまざまな情報やアイデアを引き出し、お互いに理解を深めながら、協働意欲を高める。

10

セルフコーチング

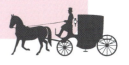

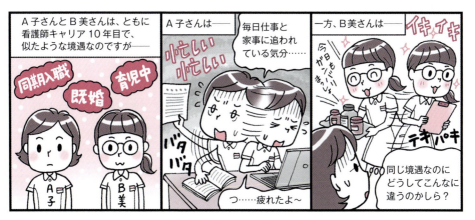

　A子さんは、キャリア10年目の看護師です。結婚し、子育てをしながら家事と仕事の両立をがんばっています。しかし、このごろ疲れ気味です。ただ、同期のB美さんも同じような境遇ですが、最近いきいきと仕事をしているように見えます。この差はいったいどこにあるのでしょうか？

セルフコーチングとは

　これまで医療現場において「どのようにコーチングを活かしていけばよいか」について、説明してきました。コーチングは、基本的にはコーチとクライアント、双方の会話のなかで用いられるコミュニケーション技法です。しかし、コーチングの思考プロセスが身につけば、コーチングを用いて自問自答することによって、自分のあるべき姿や進むべき方向をみずから見つけることができるようになります。これを「**セルフコーチング**」といいます。この項目では、筆者自身もいつも助けられているこの「セルフコーチング」について説明します。みなさんも、セルフコーチングによって有意義な日々を送られることを願っています。

人生の輪のバランスチェック

　筆者自身も長く臨床現場で勤めてきましたが、臨床現場はとにかく体力のみならず精神的にも健康でなければ、勤め続けることがむずかしい仕事場ではないかと思っています。

　患者さんは「心に串が刺さった者」と書きます。しかし、われわれ医療スタッフも、心に串が刺さった患者さんと同じ生身の人間ですから、時には心身に不調をきたすことがあるかもしれません。また、仕事や生活をするうえで悩みや不安など心配なことが起こる場合もあるかもしれません。でも、自分の基盤をしっかりと築くことで、さまざまな障害に挫折することなく、自分の資源を最大限に活用し、目標に向かってチャレンジすることができるようになります。自己基盤を築くうえで、どこに課題があるのかを図の「人生の輪のバランスチェック」で調べ、自分自身の人生の棚卸しをしてみましょう。

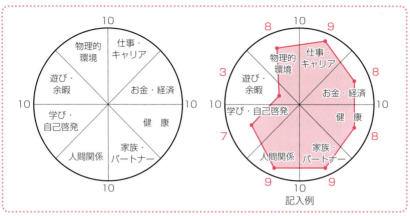

図 ● 人生の輪のバランスチェック

チェックの方法

①「物理的環境、遊び・余暇、学び・自己啓発、人間関係、家族・パートナー、健康、お金・経済、仕事・キャリア」という8つの項目について現在の自分の状況を振り返りながら、満足度を10段階で評価し、点数を書き入れます（物理的環境とは、職場や住居の環境、通勤といったアクセスなどを指します）。

②円の中心を0点、最大円（円周）を10点として、①でつけた点数を円内に点で書き入れ、その点を線でつなぎます。

③バランスのよい大きな円ができているかどうかチェックしましょう。円を崩す項目が、今のあなたの人生における課題といえます。

結果をもとにセルフコーチング

基本的には、バランスチェックの結果をもとに、第4章-1（p.148）でお話しした GROW モデルにそって自問自答していきます。

Step1：目標の設定

「これから、どの項目の満足度をどのくらい、いつまでに上げていきたい？」
（以下、満足度を上げたい項目について考えていく）。

Step2：現状の把握

「今はどんな状況？」

Step3：資源の発見

「目標を達成するために利用できる資源は？」

※資源：人、経験、もの、時間、情報など。

Step4：選択肢や方法の検討

「どのような方法が思いつく？ 3つ以上考えてみよう！」

「思いついた方法のうち、一番実行しやすいものは何？」

Step5：目標達成の意志確認

「いつからその方法を実行に移す？」

「それで目標達成はできそう？」

→ No であれば、目標が高すぎないか、ほかの方法はないかを考える。

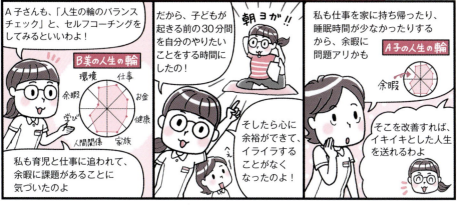

　A子さんは思い切って、B美さんに相談してみました。すると、B美さんは数か月前のコーチング研修で学んだ「人生の輪のバランスチェック」とセルフコーチングの方法について話してくれました。B美さんの課題は、「遊び・余暇」でした。セルフコーチングを行い、仕事と子育てに追われている日々で、余裕のなさからイライラしていることに気づき、子どもが起きる前の30分間を自分のやりたいことをする時間にあてるようにしたとのことでした。A子さんもB美さんと同じ「遊び・余暇」の項目に課題がありました。

　A子さんは、自宅に仕事を持ち帰り、睡眠時間が少ないことが疲れの原因だったため、仕事時間の使い方を変える工夫をし、仕事を持ち帰らないようにしました。自宅では、子どもと過ごす時間も睡眠時間も確保できるようになり、疲れも残らないようになりました。

おさらいワンポイント

- 周りの状況や障害に振り回されないために、セルフコーチングで自分自身の自己基盤を強化することが大切である。

11

視点を変える：
リフレーミング

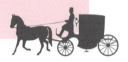

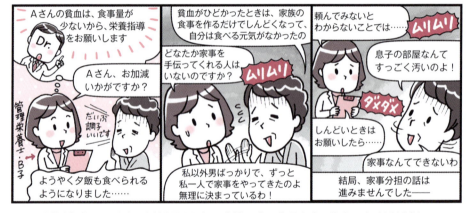

　透析患者のAさんは透析歴20年の女性です。先月から、貧血のため透析中にエリスロポエチン製剤と鉄剤の注射が開始となりました。医師から栄養指導の依頼があり、管理栄養士のB子さんが透析中のベッドサイドへ行きました。B子さんは、家事に疲れて食欲をなくしているAさんに対して、無理をせずに家族に手伝いをお願いしたほうがよいと提案しましたが、Aさんは「無理」の一点張りで話が進みませんでした。

リフレーミングとは

　この項目では、神経言語プログラミング（neuro linguistic programming；NLP、p.198）の定番スキルの１つである「**リフレーミング（reframing)**」をコーチングに活かす方法について、お話しします。

　英語の frame（枠組み）と re（ふたたび）が組み合わさったリフレーム（reframe）には、「枠組みを変える」という意味があります。リフレーミングとは、「人生のさまざまな出来事や事実の見方、考え方などの視点を変えることによって、その出来事や事実の捉え方が変わる」ということです。捉え方が変われば、その人の反応や行動も変わってくるため、人生のあらゆる出来事に「プラスの意味」があることがわかります。リフレーミングは、ピンチをチャンスに変えることができる、すなわちマイナスだと捉えていることを第４章-4でお話ししたような資源（リソース）として捉え直すことができ、それによって人の意欲を引き出し、選択の幅を広げることにつながります。

２つのリフレーミング

　リフレーミングには、「**状況のリフレーミング**」と「**内容のリフレーミング**」の２つがあります。

1）状況のリフレーミング

　状況のリフレーミングとは、相手が訴えている問題や行動は、ほかにどういった状況であれば役に立つのかを承認や質問でリフレームすることです。

　「○○のとき、○○となってしまいます」「私は○○をやめられないのです」「私はあまりに○○なのです」「私は○○しすぎるのです」というときには、もっとも役に立ちます。その場合は、「どういうときにこの行動は役に立ちますか？」「この行動はどのような場面であれば自分にとってリソースになりますか？」というように質問します。また、「○○という証拠ですね」と承認し

たり、「○○のときに役に立つのではないでしょうか？」と提案するとよいで
しょう。

【例】

患者さん	「私は飽き性なので、いつも 1 つの食事療法が長続きしないのです」
医療スタッフ	「ほかによい食事療法がないかと、いろいろ試行錯誤されているのですね。今までされた食事療法のなかで一番うまくいったのはどれですか？」

2) 内容のリフレーミング

　内容のリフレーミングとは、状況を変えるのではなく、その問題や行動に
はほかにどのようなプラスの意味や価値があるのかを承認や質問でリフレー
ムすることです。

　相手が「○○が起こると、○○な気分になります」「○○のときには、かな
らず私は○○と反応してしまうのです」「○○というのは○○のことに決まっ
ています」というときにもっとも役に立ちます。その場合は、「その行動に肯
定的な意味があるとすれば、どのようなことですか？」「このことは、ほかに
どんな意味になりえますか？」「別の表現をするとしたら、どのような表現に
なるでしょうか？」「○○といった場合に役に立つのでは？」と承認したり、
提案したりするとよいでしょう。

【例】

患者さん	「私の場合、たばこをやめたほうがよいのだよね !?」
医療スタッフ	「たばこをやめると、どんなメリットがありますか？」
患者さん	「心臓への負担は減るよね。たばこ代も浮くし、それでおいしいものが食べられるかな。家族からも疎まれないですむかも……」

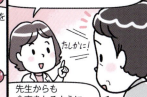

　B子さんは、状況のリフレーミングと内容のリフレーミングをしながら、Aさんと話しました。Aさんは、自身の置かれている状況や問題を捉え直すことができ、家族に家事分担をお願いすることを決意しました。

おさらいワンポイント

- リフレーミングとは、「物事の枠組みを変える」ことである。
- それによって、今までマイナスだと捉えていたことをリソースとして捉え直すことができるようになるというメリットがある。

➡ NLP（neuro linguistic programming）とは

　神経言語プログラミング（neuro linguistic programming：NLP）とは、1970
年代に米国のカリフォルニアで、数学者のリチャード・バンドラーと言語学者のジ
ョン・グリンダーにより開発されました。当時、天才セラピストとして有名だった
ゲシュタルト療法のフレデリック・パールズ、家族療法のヴァージニア・サティア、
そして催眠療法のミルトン・エリクソンの3人のコミュニケーションのパターンや
ノンバーバル（非言語）の使い方などを徹底的に分析・研究し、実用的なコミュニ
ケーションモデルとして体系化したものが「NLP」です。そして、このNLPは、ベ
トナム戦争の帰還兵の心理的症状に驚くべき効果をもたらしました。

　人が五感をとおして認識した情報は、神経系を通って処理され、その情報に何ら
かの意味づけが行われ、記憶されています。そして、その記憶をもとに頭の中でイ
メージして考えたり、言語化したり、行動したりしていると考えられています。NLP
は、この一連のプログラミングの仕組みを科学的なアプローチを交えてあきらかに
し、さらにそれを組み立て直すための実践的方法として開発されてきました。

　欧米を中心にセラピー（心理療法）の分野で急速に広まったNLPは、その後、進
化して、スポーツやビジネスの世界などでも幅広く活用されています。米国の元大
統領であるバラク・オバマ、ビル・クリントン、ロナルド・レーガンもNLPを取り
入れ、すばらしい演説で人々の心をつかんだことは有名です。

　NLPのエッセンスは、すでにコーチングのなかにも活かされていますが、コーチ
やセラピストのみならず、経営者や会社員、また医師や看護師など医療に携わる人
のなかにも、このNLPを本格的に学び、自身の仕事や生活に活用する人が増えてき
ています。

12

比喩を使う

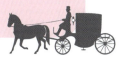

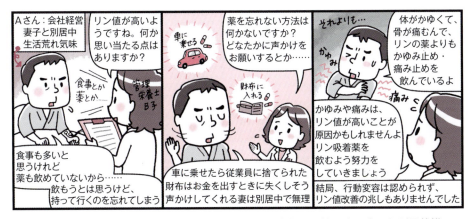

　透析患者のAさんは、会社経営をしている40歳代の男性です。妻子と別居状態にあり、生活が乱れ、高リン血症を呈しています。直近の検査結果ではリン値11.9mg/dLと、過去もっとも悪い検査値でした。食事療法が実践できていないうえに、服薬アドヒアランスも悪い状態だったため、管理栄養士のB子さんが透析中のベッドサイドへ行き、指導することになりました。しかし、行動変容は認められず、リン値は下がりませんでした。

比喩のスキルとは

　この項目では、**比喩のスキル**を使ったコミュニケーションについてお話しします。

　比喩のスキルとは、「こちらの伝えたい内容を、相手により理解してもらうために、たとえ話やエピソードといった**比喩の表現をコミュニケーションのなかで使っていくこと**」です。第1章-2（p.15）で、コミュニケーションを「キャッチボール」、言葉を「ボール」に置き換えて考えてみると理解しやすいという説明をしました。まさしく、これが比喩のスキルです。たとえ話は、何気ない会話のなかで状況を説明したり、相手に気づきを与えることができる強力なスキルです。ですから、相手にもすぐにイメージ豊かに受け止めてもらいやすい比喩を用いることが大切です。

表 ● VAK の特徴

	目の動き	声・話し方	よく使う表現	効果的なコミュニケーション方法
視覚優位	上のほうを見がち（視覚情報にアクセスしながら話をするため）	テンポが速く、話が飛びやすい。目の前に何かあるように話す。頭の中にあるイメージを表現するために、手を使ったボディーランゲージを使う傾向にある。	「見える」「見通しがよい」「明るい・暗い」「想像する」「目に浮かぶ」「観察する」など視覚に関係する表現を使う傾向にある。	絵や図、写真などを見ながら話す。
聴覚優位	目を左右に動かしがち（聴覚情報にアクセスしながら話をするため）	話す速さは普通だが、言葉を大切にし、論理的である。ボディーランゲージはあまりなく、何かを考えているときに、手が鼻や口元に行く傾向がある。	「聞く」「話す」「相談する」「教える」「耳ざわり」「静かな」「騒々しい」「テンポ」など聴覚に関係する表現を使う傾向にある。	じっくりと話す。
体感覚優位	下のほうを見がち（体感覚情報にアクセスしながら話をするため）	ゆっくりした口調で、話すテンポは遅い。ボディーランゲージを用いたり、体の一部に手を当てて話をしたりする傾向がある。	「感じる」「触れる」「温度」「冷たい・温かい」「フィーリング」「重い感じ」「身を切る」など体感覚に関係する表現を使う傾向にある。	商品や説明したいものを触ってもらうなど、実際に体験してもらう。

人それぞれ、メインの感覚が異なる

　人は、五感（視覚、聴覚、身体感覚、嗅覚、味覚）によって世界を認識しており、外部のものを理解するときのみならず、内的な思考をするときにも、これら5つの感覚を使っています。神経言語プログラミング（neuro linguistic programming；NLP、p.198）では、この五感を①**視覚（Visual）**、②**聴覚（Auditory）**、および身体感覚、嗅覚、味覚の3つをまとめた③**体感覚（Kinesthetic）** に分け、3つの英語の頭文字をとって「**VAK**」と呼んでいます（**表**）。

　人はこのVAKのうち、どれかを感覚のメインとして使っています。そのため、比喩のスキルを使うときには、コミュニケーションをとる相手を観察しながら、相手がどの感覚を優先的に使っているのかを知り、その感覚に合わせていくことで、相手のイメージする世界を膨らませることができます。

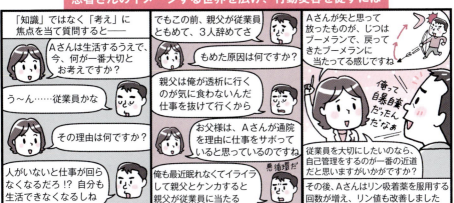

患者さんのイメージする世界を広げ、行動変容を促すには

　Aさんに行動変容を起こす様子は見られないことから、B子さんは比喩を使いながら「知識」ではなく「考え」に焦点を当てた質問を投げかけるよう心がけました。
　Aさんのリン値は、まだまだ高いですが、リン吸着薬を服用する回数も増え、次の検査には、8mg/dL台になりました。

おさらい ワンポイント

- 比喩のスキルとは、「こちらの伝えたい内容を、相手により理解してもらうために、たとえ話やエピソードといった比喩の表現をコミュニケーションのなかで使っていくこと」である。
- 相手の VAK に合わせた比喩を用いることで、相手に受け止められやすくなる。

こんなときどうする？お悩み解決 Q&A

Q7 2回目の指導に来ない患者さんがいます。
次回につながるコミュニケーションが知りたいです。

A 患者さんが2回目の指導を避けるということは、1回目の指導に問題があった、つまり、われわれ医療スタッフ側に責任があると考えなくてはなりません。人は、自分にとってメリットがあると判断すれば、ふたたび指導を受けようとする（リピートする）ようになります。患者さんにリピーターになってもらいたいのであれば、われわれ医療スタッフは、本人が望む目標を引き出し、それを達成できるようにサポートしていくというスタンスをとることが大切です。一般的な目標として「身体的・生化学的な検査データの改善」があげられますが、患者さん本人が心の底から望む目標とは「○歳まで現役でいる」「孫が成人するまでは元気でいる」などではないでしょうか。そして、前者よりも後者の目標のほうが、モチベーションは維持されやすいと考えます。コーチングのスキルを使ってこのような目標を引き出す努力をし、GROW モデルにそって、その目標を達成するために具体的に何をするかについて患者さんとともに考え、指導の最後に「実行した結果を、次回教えてくださいね」と伝えることによって、確実に次回の指導につなげることができます。

13

フィードバック：ジョハリの窓

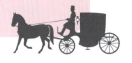

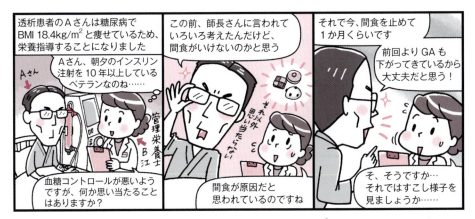

　糖尿病をもつ男性透析患者のAさんは、BMI 18.4kg/m^2 と痩せています。血糖コントロールは、朝夕のインスリン注射で行っているにもかかわらず、1年以上グリコアルブミン（GA）値が35％を超えています。管理栄養士のB江さんが透析中のベッドサイドで栄養指導を行うことになりました。真面目な性格のAさんの言葉に、様子を見ることとなりましたが、結局、1か月後の検査時にGAの低下は認められませんでした。

この項目では、「ジョハリの窓」を使って、個々の成長を助けるには何が必要なのかについてお話しします。ちなみにジョハリの窓を応用した自己分析法が、書籍やインターネットにも複数あげられています。それを用いて自分自身を分析し、開放の窓を広げることで、自己の成長にもつながります。ぜひ活用してみてください。

ジョハリの窓とは

ジョハリの窓とは、コミュニケーション心理学で用いられる言葉で、心理学者ジョセフ・ルフトとハリー・インガムによって考案されたことから、この名前がつけられた「**対人関係における気づきのグラフモデル**」です。ジョハリの窓では、自分について「自分が知っている自分」と「他人が知っている自分」とを組み合わせて、図のように4つの窓に分けます。4つの窓に分けることで、主観的な自分（自分から見た自分）と客観的な自分（他人から見た自分）を見比べることができます。それぞれの窓について説明します。

1) 開放の窓

自分が考えている姿と、他人に見えている姿が一致している領域です。個々の領域が大きい場合、対人関係が良好で円滑なコミュニケーションができているといわれています。

2) 盲点の窓

盲点という名前のとおり、他人にはわかっているけれど自分にはわかっていない領域です。

3) 秘密の窓

秘密という名前のとおり、他人に隠している自分の姿です。ここの領域が大きいと、他人とのコミュニケーションが不自然になりがちです。

4) 未知の窓

誰もがもつ「人間の可能性」です。人にはそれぞれ得意分野がありますが、すでに経験している領域を超えたところにも可能性があります。未知の領域

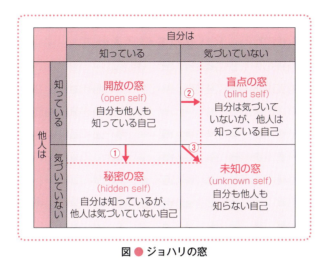

図 ● ジョハリの窓

にチャレンジした結果、人生を大きく変えることにつながる場合もあるでしょう。

医療スタッフが患者さんの成長を助けるには

基本は自分にも他人にもわかっている開放の窓を広げることが自分を成長させることになります（図）。そのためには、以下の3つが必要となります。

1）自己開示をする

1つ目は、秘密の窓を狭めることです（図①）。

これは患者さん自身ができる行動です。医療スタッフと患者さんとのあいだに信頼関係が築かれていれば、患者さん自身は安心してありのままの自分を開示するようになるでしょう。「こんなことをいうと非難されるのでは？」「他人の目が気になるから安心して話せない」といった関係や環境のもとでは、本来の自分を押し込めるようになってしまうかもしれません。信頼関係

の構築と環境設定をしっかりと行うようにしましょう。

2) 他人からのフィードバックを受け入れる

2つ目は、盲点の窓を狭めることです（図②）。

これはどんなにがんばっても自分1人では実現しません。なぜなら、自分では気づかないことだからです。そのため、友人や家族、同僚など他人の協力が必要です。いろいろな人が知っている自分を知ることが自己成長につながります。とくに信頼関係が成り立っている人からのフィードバックが一番効果的です。患者さんに、私たち医療スタッフからのフィードバックも素直に受け取ってもらえるよう図①と同様、信頼関係の構築と環境設定を怠らないようにしましょう。

3) 気づきを促し、自己理解を深める

3つ目は、未知の窓を狭めることです（図③）。

この窓は、自分も他人もわからない姿です。つまり、誰もがもっている「可能性」です。自分では経験したことのない、そして他人にも想像がつかないような領域であるため、図①②の「自己開示とフィードバックを重ね、開放の窓を広げる」そのくり返しが自己理解を深め、未知の窓の「気づき」を促します。患者さんが「気づき」を積み重ねられるよう医療スタッフがサポートすることにより、患者さんみずから問題解決に向けて行動変容を起こすようになることでしょう。

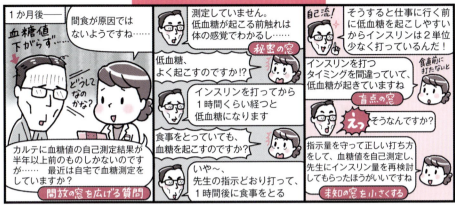

　GA値の低下が認められなかったことから、ふたたびB江さんは、Aさんのもとを訪ねました。Aさんは透析導入前から10年以上インスリン注射を行っていました。数年前に入院した際に、長年使ってきたインスリン製剤の種類が変更になっていましたが、ベテランの患者さんであることや、入院先の病院で説明を受けているとの思い込みから、医療スタッフはAさんに対して打つタイミングや量を守れているかについて確認していませんでした。Aさんの開放の窓を広げたことで、GA高値や体重の減少もすこしずつ改善してきました。

おさらいワンポイント

- 「自己開示とフィードバックを重ね、開放の窓を広げる」ことのくり返しが、患者さん自身の「気づき」を生み出す。
- 「気づき」の積み重ねにより、患者さんみずから問題解決に向かって行動変容を起こすようになる。

14

効果的な
フィードバックの伝え方

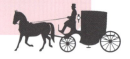

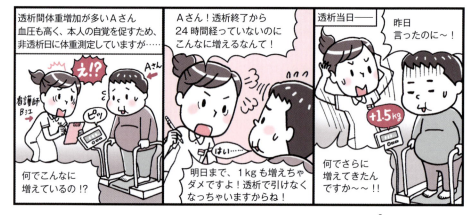

　透析間体重増加が多い男性透析患者のAさん。BMIは27.0kg/m²と肥満体型で、リン値も高い患者さんです。汗が出にくい冬場になり、中1日でドライウエイトに対して5%近く増えるようになってきました。血圧も高く、本人の自覚を促すために、非透析日に体重測定に来院するように言われています。しかし、透析の翌日には2kg以上の体重増加がありました。そこで、透析室看護師のB江さんが「明日まで1kgも増やさないように」ときつく言ったにもかかわらず、翌日には1.5kgの増加があり、B江さんは困ってしまいました。

継続的に患者教育を行っていると、自分の目標に向かって進む人、変わらない人、まったく違う方向へ進んでしまう人が出てきます。今回は、効果的なフィードバックの伝え方についてお話しします。

フィードバックとは

フィードバックとは、もともと工学用語で、出力側の信号を制御・修正する目的で入力側に戻すことを意味します。コーチングでの「フィードバック」とは、「相手を成長させる目的で、相手のコミュニケーションや行動に対して、**自分自身が感じたことをそのまま相手に伝えること**」です。承認のスキルとよく似ているように感じるかもしれません。しかし、承認のスキルは「相手の存在を肯定的に認めること」であり、「相手が実際に到達した点をそのまま口にすること」です。フィードバックは、一歩間違えると、批判や批評に取られかねません。適切なフィードバックをするためには、**表**のような6つのポイントがあります。

コーチングにおいて、コーチはクライアントにとって鏡のような役割を果

表 ● フィードバックの6つのポイント

1. 具体的であること	一般論や抽象論でなく、本人に理解できる具体的な表現にする
2. 事実の指摘であること	憶測や主観的な判断でなく、互いに事実であると認識できる客観的な表現にする
3. 簡潔でわかりやすい内容であること	短いフレーズで、簡潔に要点がわかるように伝える
4. タイムリーであること	時間が経過したあとで言われても実感が伴わず、効果は薄いため適切な時期に伝える
5. プラス・マイナス法で伝えること	まずはよかった点を承認し、その後に改善点を指摘する
6. 相手が受け取りやすい言葉で伝えること	「〜はだめ！」「それは違う！」というより、「〜でしたよ」「〜のようにみえます」などと指摘する

たします。つまり、私たち医療スタッフは、「**患者さんを映す鏡**」でなければなりません。私たちという鏡に映ったことを、素直に率直に第2章-9 (p.78)でお話ししたようなIまたはWeメッセージを用いて患者さんにフィードバックし、目標に対して現在どこにいるか、また目標を達成するには何が必要なのかを患者さん自身に考えてもらうことが大切です。時には、ネガティブ・フィードバックをしなければならないこともあるでしょう。しかし、傾聴と承認をしっかりと行い、信頼関係を構築しておくことで、言いにくい事柄もきちんと伝えることができるようになるでしょう。

　フィードバックには、2つの種類があります。それぞれプロセスが異なるので、例を紹介しながら説明します。

ポジティブ・フィードバック

　ポジティブ・フィードバックとは、相手がうまくいっているとき、また望ましい方向に向かっているときに、それを促進して、強化するためのフィードバックです。

Step1：うまくいっている点を事実として伝える

　「この前のHbA1cの数値が改善していたので、医療スタッフみんながとても喜んでいます！」

Step2：うまくいった要素を質問によって相手から引き出す

　「どのようなことに気をつけられたのですか？」

Step3：承認し、必要であればさらに成果を出すためにつけ加え、強化する

　「運動量に気をつけられたのがよかったのですね。さらに数値をよくするには、次に何をしましょうか？」

ネガティブ・フィードバック

　ネガティブ・フィードバックとは、相手がうまくいっていないとき、また望ましい方向に向かっていないときに、それを改善・修正するためのフィードバックです。

Step1：相手そのものではなく、うまくいっていない事柄に焦点を当て、その点を事実として伝える

「血糖コントロールは非常によくなってきていますが、血圧については高いようですね。私はその点がとても心配です」

Step2：原因や改善の方法（できれば3つ程度）を質問によって相手から引き出す

「血圧を下げるためにできることを3つ考えてみませんか？」

Step3：取り組みの優先順位を決めてもらい、改善に向けて最善になるよう判断してもらう

「この3つのうち、取り組みやすい方法はどれですか？」

「確実に取り組むために何ができますか？」

Step4：具体的な実行行動計画をサポートし、相手の決意を確認する

「私にお手伝いできることはありますか？」

Step5：次回の相談日の了解を得て合意する

「経過や結果を次回、お知らせくださいね」

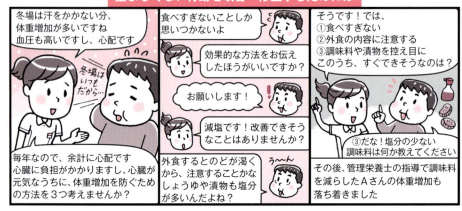

　B江さんはAさん自身ではなく、うまくいっていない事柄に焦点を当てながら、その点を事実として伝え、原因や改善の方法について質問しました。そして、Aさんに実行可能そうな方法を選んでもらい、管理栄養士にも依頼するなどして具体的な実行行動計画をサポートしました。

　その後、Aさんは「調味料を使わずに香辛料や香味野菜を上手に使う方法」を管理栄養士から教えてもらい、徐々に体重の増加は減っていきました。

おさらい ワンポイント

- 患者さんの望ましい行動を促進・強化したり、望ましくない行動を修正・改善するためにフィードバックというスキルを用いる。
- コーチングにおけるフィードバックとは、相手を成長させる目的で、相手のコミュニケーションや行動に対して、自分自身が感じたことをそのままタイムリーに相手に伝えることである。

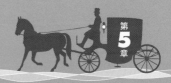

第5章

院内勉強会でも使える！
コーチングが身につく
わくわくワーク

ワークの使い方

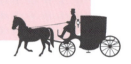

　この章では、コーチングスキルの必要性について考えを深めたり、実践的なスキルの向上を図ることができる「ワーク」を紹介します。自己学習による個人のスキルアップはもちろん、院内勉強会や新人研修などで使用することで、集団のスキルアップにもつながります。

　ワークは3つ用意しました。ページのおもてにワークの内容を示し、ページの裏にワークの解説を「振り返り」として示しました。すべて筆者が講習会や勉強会で実際に使用し、効果が高いと思われるものを厳選しました。時間の制約は設けていませんが、5～10分程度で終わるものばかりですので、ぜひ楽しみながら実践し、今日からの患者指導に役立てていただければ幸いです。

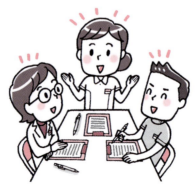

ワーク 1
環境設定の大切さを学ぶ

●**目的**：自分自身が生活のなかで行っている行動には、どのような意味があるのかについて考え、患者さんとのコミュニケーションを円滑にするためには何が必要なのかを学びます。

●**準備するもの**：筆記用具

●**人数**：1 人～

●**方法**：Q1 と Q2 に回答し、「振り返り」の部分を読みながら、自分の回答を振り返ってみましょう。その後、Q3 に回答し、改善へ向けて行動を起こしてみてください。

Q1：親友が自宅に遊びに来ることになりました。あなたが前もって気を配ることがあれば書き出してみましょう。

Q2：Q1 の行動は、どのような理由から行っているのかを考え、書き出してみましょう。

Q3：Q1、Q2 をふまえ、あなたが今患者指導に使っている部屋や場所は、患者さんを迎え入れるのに適した環境になっているかどうか考えましょう。適した環境でないと思う場合は、問題点を書き出し、1 つずつ解決策を考えて、改善へ向けて行動しましょう。

●振り返り

　Q1では、たいていの人が「部屋やトイレをきれいにする」あるいは「そうじをする」と答えるでしょう。また、「家のにおい」や「カーテンの汚れ」について回答する人もいるかもしれません。「お花を飾る」「友人の好きな食べ物や飲み物を用意する」という人もいるかもしれません。これらはすべて「環境を整える」という行動にあたります。

　この一連の行動の理由を聞かれたQ2では、ほとんどの人が「親友に居心地のよい時間を過ごしてもらいたいから」や「楽しくおしゃべりしたいから」と回答することでしょう。つまり、私たちは「相手とのコミュニケーションを円滑にするには、環境を整えることが重要である」ということを自然と体得しているのです。

　ですから、もしあなたが患者さんとのコミュニケーションを改善したいと思っているのであれば、本書の環境設定の項目（第1章-5 [p.27]、6 [p.32]）も参考にしながら、まずは親友を自宅に招き入れる気持ちをもって、患者指導を行う部屋や場所の環境を見直してみましょう。

ワーク2
個々の価値観の違いについて学ぶ

●**目的**：人は自分のものさし、つまり価値観に基づいて行動するということ
を認識し、医療スタッフの思いと患者さんの行動が一致しなくとも、いっ
たんはそれを受容するのが大切であることについて学びます。

●**準備するもの**：筆記用具

●**人数**：数人～

●**方法**：各自、Q1とQ2に回答したのち、参加者全員の回答を発表します。
その後、「振り返り」も参考にしながら、傾聴や承認の大切さ、また傾聴や
承認をする際に必要な心の在り方などについて自由に話し合ってみましょ
う。

Q1：日曜日の午後、自分の好きなことに時間を使ってよいとするならば、あ
なたは何をしますか？

Q2：それ（Q1の回答）をしたい理由は何ですか？

●振り返り

　複数人の回答を見比べたり、聞き比べたりしていかがでしたでしょうか？全員が、まったく同じ理由をもって同じ行動をするという結果になったでしょうか？　筆者が行っている研修で、多くの参加者に回答を聞きましたが、Q1とQ2の回答が完全に一致した人は今までにいませんでした。もし完全に一致するとすれば、年齢や家族構成、また職種や部署などが同じで生活リズムが似た人ではないでしょうか。つまり、このワークを行うことによって「価値観（考えたり、決断したり、あるいは行動するときなど、あらゆる物事に対する自分自身の判断基準）は、十人十色である」ということが認識できたかと思います。ですから、患者さんの口からわれわれが思ってもみないような突拍子もない話や考えが出ても、いったんはそれを否定せず、ありのままを傾聴し、承認することが大切です。

　患者指導では「その人が一番大切にしていることは何か」を最初に把握することが重要と考えています。筆者はこれまでに何度も「医療スタッフ側が患者さんの価値観を把握する努力をし、同じ価値観のものさしを用いて患者指導に当たることで、"コンプライアンスが悪い"とレッテルを貼られた患者さんであっても、指導効果が格段に高まる」という経験をしてきました。筆者が行う栄養指導記録の患者目標欄には、「血糖コントロールをよくする」「リン値を下げる」といったことも書きますが、「孫が20歳になるまで元気でいる」「○○年に○○へ行く」といった患者さんの価値観を尊重した目標が書けるように、とくに傾聴を重視した栄養指導を行っています。筆者の栄養指導を聞いた医療スタッフは、「本当に指導する気があるのかな？　どのような目標設定にするのか、それをいつ言うのかな？　と途中で思った」という感想をもつ人が多いです。1回目の栄養指導で、すぐに患者さんの価値観を把握できる場合もありますが、医療スタッフとの信頼関係がこじれている場合には、何度も患者さんと話し合いの場をもつ必要があります。根気よく患者さんの話を傾聴しながら、信頼関係を築く努力をして、患者さんが本心を話してくれるのを待つように心がけています。

ワーク3
コミュニケーションのくせを認識する

●**目標**：患者指導を行う医療スタッフ自身が自分のコミュニケーションのくせを知ることによって、コーチングを用いたコミュニケーションスキルの向上を図ります。

●**準備するもの**：患者指導の会話を記録する筆記用具ないしは、録音プレイヤー

●**人数**：2人（患者指導がロールプレイの場合は3人）

●**方法**：自身が実際に行っている患者指導の会話を録音プレイヤーあるいは記録係に記録してもらいます。その後、記録係が評価シートに従って、医療スタッフの会話を評価し、どの返答が多かったかを数えます。評価結果に基づき、患者指導を行った人と記録係で、感じたことや気づいたことを話し合いましょう。なお、患者さんとのやりとりを録音するには、事前に同意が必要です。もし、実際の患者指導の会話を記録できない場合は、3人1組で患者さん役、医療スタッフ役、記録係を担当し、ロールプレイを行って、その会話に基づき、評価します。

【評価シート】（接続詞や語尾からみる会話の型）

● **指示命令型の返答**：語尾が「○○してください」「○○してみてはいかがですか？」「○○したほうがよいですよ」など。

● **指摘型の返答**：「でも」「しかし」「違う」などの否定的な言葉が含まれる。「（だから）○○と言っていることは間違っています」など。

● **質問型の返答**：「○○します（しています、していないです）か？」「なぜ○○だったのですか？」など。

● **傾聴型の返答**：うなずく、あいづちを打つ、話を要約し確認する。「○○と思っているのですね」など。

● **承認型の返答**：あいさつ、褒める、うれしいや悲しいなど気持ちを伝える。

●振り返り

　自身のコミュニケーションを評価して、どのような感想をもちましたか？療養指導や服薬指導、栄養指導など患者指導の場では「約8割以上、患者さんがしゃべっている時間を意識してつくり出すことが大切」といわれています。患者さんよりも自分自身のほうがしゃべっている時間が長い場合は、傾聴ができていない可能性が高いため、しゃべりすぎないよう意識する必要があります。

　会話の型は、「傾聴型」「承認型」が望ましいです。もしも「指示命令型」「指摘型」であった場合、患者さんは「自分の話をきちんと聴いてもらえない」と感じてしまうかもしれません。また、「質問型」の場合、患者さんは質問攻めにあい、うんざりしてしまうかもしれません。

　それでは、どうすれば「傾聴型」や「承認型」になれるのでしょうか。これは、「意識してコミュニケーションをとる」ということに尽きます。コミュニケーションは、トレーニングをすれば、自分のものとなります。1回1回の患者さんとのコミュニケーションを自分自身でも振り返りながら、スキルを自分のものにし、自然とできるように努力していきましょう。

Index 索引

欧文

D 言葉	63
Goal	153
GROW モデル	149
I メッセージ	79
NLP	198
Options	167
Reality	158
Resource	162
SMART の法則	154
STAR コンセプト	180
VAK の特徴	200
We メッセージ	79
Will	171
YES ＋ BUT 法	64
You メッセージ	79

あ

アイスブレイク	42
あいづち	52
アナライザー	83, 102
うなずき	52
置き換え	177
怒る	75
オープン・クエスチョン	121
思い込み	174

か

カウンセリング	17
拡大質問	121
過去質問	126
カタルシス効果	48
環境設定	28
詰問	138
共感	56
キーワード	55
グループコーチング	184
クローズド・クエスチョン	122
傾聴	47, 50
―スキル	17
現状	158
限定質問	122
肯定質問	131
行動変容	134
コーチング	11
―マインド	20
コミュニケーション	11
―タイプ	83
コントローラー	83, 87
コンプライアンス	20

さ

サポーター	83, 97
叱る	75
資源	162

自己
　―効力感 ………………… 162
　―受容 …………………… 48
　―理解 …………………… 48
事実承認 …………………… 74
質問 ………………… 117, 139
指導 ……………………… 107
社会的支援 ……………… 163
承認 ……………………… 67
ジョハリの窓 …………… 204
神経言語プログラミング … 198
信頼関係 …………………… 37
ストレス対処法 ………… 163
セルフコーチング ……… 189
選択肢 …………………… 167
存在承認 ……………… 48, 67

た

チャンクアップ ………… 142
チャンクダウン ………… 142
沈黙 ………………………… 59
伝える …………………… 74
提案 ………………… 107, 111

な

ネガティブ・フィードバック … 211

は

パーソナルスペース ……… 33
反復 ………………………… 56

非言語メッセージ ………… 24
否定質問 ………………… 130
比喩 ……………………… 200
評価 ……………………… 180
フィードバック ……… 206, 209
プロモーター ………… 83, 92
ペーシング ………………… 39
方法 ……………………… 167
ポジティブ・フィードバック … 210
褒める …………………… 71

ま

マインドセット …………… 24
任せる …………………… 76
未来質問 ………………… 127
ミラーリング ……………… 39
メラビアンの法則 ………… 24
目標 ……………………… 153
モデリング ……………… 162

や

優先順位 ………………… 168
要約 ……………………… 55

ら

ラポール …………………… 37
リーディング ……………… 39
リフレーミング ………… 195
レッテル …………………… 21

著者紹介

坂井敦子 (さかいあつこ)
Office SAKAI代表／斉藤内科クリニック管理栄養士

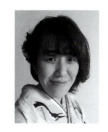

1993年　徳島大学医学部栄養学科卒業
1995年　徳島大学大学院博士前期課程修了
1995〜1997年　川崎医科大学附属病院栄養部管理栄養士
1997〜2009年　川島会川島病院栄養管理室管理栄養士
2008〜2010年　羽衣国際大学非常勤講師
2009〜2010年　畿央大学非常勤講師
2009年　Office SAKAI開業
2017年　徳島大学大学院栄養生命科学教育部博士後期課程修了
2017年7月より現職

［資格］
栄養学博士、管理栄養士、腎臓病療養指導士、プロフェッショナル・ウエルネスコーチ、マスター・ウエルネスコーチ

［専門分野］
慢性腎臓病（透析含む）、糖尿病、栄養カウンセリング論、栄養教育論

［所属学会・研究会］
日本病態栄養学会、日本栄養改善学会、日本栄養・食糧学会、日本腎栄養代謝研究会（常任幹事）

［論文］
- 外来血液透析患者における管理栄養士回診業務の確立とその効果．栄養日本．46, 2003, 47-9.（共著）
- Cbl-b is a critical regulator of macrophage activation associated with obesity-induced insulin resistance in mice. Diabetes. 62 (6), 2013, 1957-69.（共著）
- Nutritional counseling regulates interdialytic weight gain and blood pressure in outpatients receiving maintenance hemodialysis. J. Med. Invest. 64 (1.2), 2017, 129-35.（共著）

本書は小社刊行の雑誌『糖尿病ケア』2014年1号（11巻1号）〜2017年4号（14巻4号）連載「糖尿病スタッフのコミュニケーション力アップ！ 今日からはじめる やる気を引き出すコーチング術」をまとめて加筆・修正し、単行本化したものです。

糖尿病・腎臓病・透析患者の
やる気を引き出すコーチング
―患者指導が劇的に変わる！

2018年6月10日発行　第1版第1刷
2019年5月30日発行　第1版第2刷

著　者　坂井 敦子

発行者　長谷川 素美

発行所　株式会社メディカ出版
　　　　〒532-8588
　　　　大阪市淀川区宮原3-4-30
　　　　ニッセイ新大阪ビル16F
　　　　https://www.medica.co.jp/

編集担当　西川雅子
編集協力　富安千裕
装　　幀　藤田修三
イラスト　岡澤香寿美
組　　版　稲田みゆき
印刷・製本　株式会社廣済堂

© Atsuko SAKAI, 2018

本書の複製権・翻訳権・翻案権・上映権・譲渡権・公衆送信権
（送信可能化権を含む）は、（株）メディカ出版が保有します。

ISBN978-4-8404-6529-8　　Printed and bound in Japan

当社出版物に関する各種お問い合わせ先（受付時間：平日9：00〜17：00）
●編集内容については、編集局 06-6398-5048
●ご注文・不良品（乱丁・落丁）については、お客様センター 0120-276-591
●付属の CD-ROM、DVD、ダウンロードの動作不具合などについては、
　　　　　　　　　　　　　　　　　　デジタル助っ人サービス 0120-276-592